Le stress chez les personnes âgées

La gérontologie en actes
Collection dirigée par Jean-Jacques Amyot

L'évolution des connaissances sur le vieillissement et les constantes mutations de l'action gérontologique requièrent une large diffusion des études, des recherches et des actes de colloques, véritables brassages d'idées, de concepts, de pratiques professionnelles et de politiques publiques qui participent à l'innovation.

La collection *La gérontologie en actes* a vocation d'éditer ces contributions qui accompagnent le développement de l'action auprès des personnes âgées.

Déjà parus

Blandine ORELLANA-GELAIN, *Communiquer avec les personnes âgées*, 2007.

UNIORPA, *Le traitement social de la vieillesse*, 2006.

OAREIL, *Le vieillissement des immigrés en Aquitaine,* 2006.

J.J. AMYOT et M. BILLÉ (sous la dir.), *Vieillesses interdites*, 2004.

Michel BILLÉ, *La chance de vieillir*, 2004

Gaëtan MACALUSO

Le stress chez les personnes âgées

L'Harmattan

5-7, rue de l'Ecole polytechnique ; 75005 Paris

http://www.librairieharmattan.com
harmattan1@wanadoo.fr
diffusion.harmattan@wanadoo.fr

ISBN : 978-2-296-06384-6
EAN : 9782296063846

TABLE DES MATIERES

1)

INTRODUCTION

Un auteur ancien a dit que tout événement a deux anses
et qu'il n'est pas sage de choisir pour le porter
celle qui blesse la main.
Alain, *Propos sur le bonheur*, Gallimard.

Quels que soient les âges de la vie, l'individu est confronté à des événements susceptibles d'entraîner un stress.

Le stress est un ensemble de réactions physiologiques et psychologiques qui se manifestent lorsqu'une personne est soumise à un changement de situation.

L'environnement dans lequel nous vivons est impermanent et demande à l'être humain une adaptation constamment renouvelée pour faire face aux demandes environnementales.

Les périodes de transition peuvent également être source supplémentaire de stress car elles requièrent de nombreuses adaptations.

Le vieillissement est un processus particulièrement rempli de transitions et de stress potentiels.

Le stress ne se manifeste pas uniquement suite à des relations interhumaines de conflits ou d'unions par exemple, mais aussi pour tout changement comme un décalage horaire, un réaménagement d'un poste de travail ou un changement corporel.
La notion de stress regroupe à la fois la cause extérieure qui provoque la réaction et également la réaction d'adaptation à cette contrainte.
Le stress « est déjà tout un programme puisqu'il désigne à la fois l'agent responsable, la réaction à cet agent et l'état dans lequel se trouve celui qui réagit ». (Dantzer, 1997).

Le stress peut permettre une mobilisation des forces physiques et mentales.
Pour certains individus le stress est vital à leur performance, il décuple leurs chances de mener à bien ce qu'il ont entrepris.
C'est dans cette optique qu'il est propice au « défi » ou à la « motivation ».
Mais il peut aussi faire perdre les moyens et nuire à l'action. Il devient alors un ennemi qu'il faut combattre.

La santé, c'est ce qui sert à ne pas mourir
chaque fois qu'on est gravement malade.
G. Perros, *Papiers collés, III*, Gallimard.

La Santé est définie par l'Organisation mondiale de la santé comme un état de bien-être total biopsychosocial ; elle est envisagée chez les seniors sous l'angle de « l'adaptation au milieu et la capacité d'y fonctionner au mieux compte tenu de leurs incapacités ». (Haut comité de la santé publique, 1992).

On parle de décompensation lorsque les mécanismes d'adaptation sont épuisés.

Pour Leger (1997) pionnier de la psychogériatrie « la véritable vieillesse est d'ailleurs caractérisée par la diminution des capacités adaptatives ».

Mais le stress est aussi un formidable processus d'adaptation dans lequel toutes les ressources psychologiques d'un individu entrent en jeu par l'élaboration de stratégies pour lutter efficacement contre certains de ses effets néfastes.

Un état de stress chez les seniors peut être induit par un événement aigu entraînant une décompensation aiguë, ou par une succession de petits événements de la vie quotidienne qui finit par déborder leurs capacités d'adaptation.

Stéréotypes de la réaction au stress des seniors

L'opinion répandue est que les seniors ne maîtrisent pas ou moins leur environnement et leurs capacités, ce qui a des conséquences sur l'adaptation au stress.

Ce qui leur arrive est plutôt attribué à un certain fatalisme qu'à leur volonté.

Ils appréhendent l'environnement et n'ont pas confiance en eux.

Ils croient plus aux forces extérieures pour expliquer les événements qui surviennent qu'en une force mobilisatrice interne. Cette croyance en un contrôle « externe » ou « interne » de ce qui nous arrive est désignée sous le concept de « lieu de contrôle ».

La caractéristique du lieu de contrôle des seniors serait donc le « contrôle externe ».

L'adaptation au stress est soumise généralement à des affirmations tendant à reconnaître aux seniors une solution plutôt axée sur la réduction des efforts pour la résolution du problème ayant induit le stress.

Ces stratégies d'adaptation au stress seraient donc centrées sur la baisse des stratégies d'adaptation centrées sur « la résolution du problème ».

Si ces clichés ont une réalité, on peut s'attendre à une diminution des croyances internes et également des stratégies centrées sur le problème.

Notre recherche vise à recueillir des informations précises concernant ces concepts chez les seniors.

Le lieu de contrôle et les stratégies d'adaptation amènent à nous placer dans un « modèle interactionniste ».
Le stress réside selon ce modèle en une interaction entre l'individu et ces différents concepts.

Il s'inscrit dans un processus multidimensionnel faisant intervenir des caractéristiques personnelles et sociales.

Nous envisageons diverses questions

Le vieillissement poursuit-il l'évolution vers l'internalité comme chez l'adulte, ou existe-t-il un renversement au niveau des croyances ?
Les stratégies d'adaptation s'orientent-elles plus vers une résolution des problèmes ou une gestion de l'émotion ?
Quelles sont les corrélations entre les différentes croyances et les différentes stratégies d'adaptation ?
Les seniors diffèrent-ils des autres générations dans ces différentes interactions ?

A notre connaissance, il n'existe pas à ce jour d'étude portant sur ce thème. Les informations rapportées le sont par les « on-dit », par le « bon sens populaire » ou par « déduction ».

Pour notre part, nous avons opté pour une vaste enquête donnant la possibilité aux intéressés de s'exprimer et d'étudier leurs réactions.

Toutes les générations subissent des événements stressants et les seniors qui sont au carrefour d'un environnement biopsychosocial mouvant ne sont pas épargnés.

Cet environnement aux multiples sources de stresseurs va créer des situations de stress et des réponses variées de l'individu engendrant une interaction dans un espace multidimensionnel.

Du sens que les seniors vont accorder à la situation vécue vont dépendre l'intensité du stress et sa gestion.

Suite à une vaste enquête réalisée chez les seniors eux-mêmes nous explorerons le stress au travers de deux concepts : « le lieu de contrôle » et les « stratégies d'adaptation ».

Nous proposons par cette étude un éclairage sur leurs comportements et suggérerons des pistes pour des recherches futures.

Les résultats de notre recherche ont été publiés dans la prestigieuse *Revue française de Psychiatrie et de Psychologie*.

2)

LES SITUATIONS STRESSANTES

L'échelle événementielle

Holmes et Rahe ont établi en 1967 une échelle événementielle regroupant les différentes causes de stress dans la population générale et indexée d'un score pour chaque événement.

Rang Evénement de vie	valeur
1 Mort du conjoint	*100*
2 Divorce	*73*
3 Séparation conjugale	*65*
4 Période de prison	*63*
5 Décès d'un parent proche	*63*
6 Blessure personnelle ou maladie	*53*
7 Mariage	*50*
8 Licenciement	*47*
9 Réconciliation conjugale	*45*
10 Mise à la retraite	*45*
11 Changement dans la santé d'un membre de la famille	*44*
12 Grossesse	*40*
13 Difficultés sexuelles	*39*
14 Arrivée d'un nouveau membre de la famille	*39*
15 Réadaptation professionnelle	*39*
16 Modification de la situation financière	*38*

17 Mort d'un ami proche	*37*
18 Changement de fonction professionnelle	*36*
19 Modification du nombre de scènes de ménage	*35*
20 Hypothèque de plus de 50 000F	*31*
21 Saisie d'un bien hypothéqué ou soumis à un emprunt	*30*
22 Changement de responsabilité dans le travail	*29*
23 Un fils, une fille quitte le foyer	*29*
24 Difficultés avec ses beaux-parents	*29*
25 Succès personnel exceptionnel	*28*
26 Epouse commençant ou cessant de travailler	*26*
27 Commencer ou terminer ses études	*26*
28 Changement de conditions de vie	*25*
29 Changement d'habitudes personnelles	*24*
30 Difficultés avec son patron	*23*
31 Changement d'horaires ou de conditions de travail	*20*
32 Changement de résidence	*20*
33 Changement d'école	*20*
34 Changement dans les loisirs	*19*
35 Changement dans les activités religieuses	*19*
36 Changement dans les activités sociales	*18*
37 Hypothèque ou prêt de moins de 50.000F	*17*
38 Changement dans les habitudes de sommeil	*16*
39 Changement du nombre de réunions de famille	*15*
40 Changement dans les habitudes alimentaires	*15*
41 Vacances	*13*
42 Noël	*12*
43 Infractions mineures à la loi	*11*

Cette échelle n'est cependant pas satisfaisante car elle accorde de l'importance uniquement à l'événement en lui-même.

Situations les plus fréquentes

❖ La retraite

La retraite, qu'est-ce que c'est,
sinon la permission officielle de rouiller ?
J. Boissard, *Une femme veuve*, Fayard.

Dans le cadre de l'enquête « Histoire de vie – Construction des identités » réalisée par l'INSEE en 2003, il ressort que ce changement est vécu de manière négative dans 30% des cas ; il s'agit alors d'un passage vers une période plus difficile.

Près de quatre retraités sur dix uniquement considèrent que le moment de leur départ à la retraite s'inscrit dans une période plutôt positive de leur vie.

Un sur deux estime que cette période n'était ni bonne ni mauvaise.

L'appréciation globale est négative pour 40 % des retraités qui déclarent que la retraite est une période où ils ont manqué d'argent.

Pour uniquement 25%, il s'agit d'une période positive dans l'ensemble et pour un tiers d'une période ni bonne ni mauvaise.

Les chances de ressentir le passage à la retraite comme une période positive varient surtout en fonction de la situation familiale et de l'état de santé.

Le travail donne une identité.

Comment celle-ci évolue-t-elle ?

Que signifie-t-elle lorsqu'elle n'est plus structurée par le travail ?

Cet aménagement identitaire peut être difficile pour ceux dont le travail représentait tout.

Pour certains la mise à la retraite
est plus cruelle que la mort d'un être cher.
J. de Bourbon Busset, *Tu ne mourras pas*, Gallimard.

Le passage à la retraite implique un travail de deuil.

Malheureusement, alors que les mots pour désigner le passage à la retraite sont plus ou moins synonymes de mort sociale, cette transition n'est actuellement pas accompagnée.

Se retirer du travail implique de développer de nouvelles aptitudes, de se définir autrement et de faire face à plusieurs facteurs :

- évolution des ressources financières ;
- apprendre à exercer d'autres activités ;
- réfléchir à ce temps libre ;
- donner un sens nouveau à son avenir ;
- réaménager les espaces et les tâches dans le couple ;
- question de la fin de vie, de notre mort à tous ;
- ne pas glisser vers la perte de l'estime de soi ;

- éviter la caricature : « être à la retraite c'est être bon à rien » ;
- restructurer l'identité ;
- angoisse existentielle pouvant aboutir au stress et à la dépression.

La retraite est un nouveau rendez-vous avec soi-même et les autres.

❖ L'isolement et la solitude

L'enfer est tout entier dans ce mot : solitude.
V. Hugo, *La Fin de Satan.*

Le vieillissement attendu de la population conduit à faire de l'isolement et de la solitude des seniors un enjeu de société. Plusieurs études ont été réalisées dans ce domaine afin de mieux appréhender ce phénomène.

A titre de comparaison :
En 1960, 2,3 millions de personnes étaient âgées de 75 ans et plus et 0,85 million vivaient seules.
Le recensement de la population en 1999 montrait que 7,4 millions de personnes en France vivaient seules.

Les femmes restaient globalement plus nombreuses à vivre seules et les personnes de plus de 60 ans ou plus constituent plus de la moitié des personnes vivant seules (Chaleix, 1999).

Le collectif Combattre la solitude des personnes âgées a réalisé une enquête intitulée « Isolement et vie relationnelle ».
Anne-Carole Bensadon (2006) en a été le rapporteur général et relate que près d'un senior sur deux se sent seul !

L'INSEE estime la population de la France à 62,9 millions d'habitants au 1er janvier 2006, et les personnes de plus de 60 ans représentent 12,7 millions d'habitants (INSEE, 2005).

Les projections de la population de l'INSEE montrent qu'en 2050, 22,3 millions de personnes seraient âgées de 60 ans ou plus, ce qui correspondra à 31,9% de la population totale, alors que cette proportion est de 20,8% en 2005.
Une personne sur trois aurait 60 ans ou plus contre une sur cinq en 2005.
Ce vieillissement est inéluctable et pose la question de la « qualité de vie gagnée ».
La réponse aux besoins mais aussi aux attentes des seniors apparaît primordiale.
Elle englobe les actions de prévention notamment de *prévention de l'isolement.*

Cela passe par une meilleure connaissance des mécanismes à la base de la solitude : quels liens entre vivre seul, isolement et solitude ?

Se pose également la question des solidarités familiales.
Pour P. Pitaud (2004), en sciences sociales, l'isolement est un phénomène mesurable renvoyant à une situation concrète, alors que le substantif « solitude » renvoie à un vécu qui peut s'éprouver dans une situation d'isolement, mais pas exclusivement.

- **L'isolement résidentiel**

Un senior sur cinq seulement vit en couple, avec une proportion plus importante de femmes vivant seules compte tenu de leur espérance de vie.
Sur cette disparité entre les hommes et les femmes, un éclairage européen nous est donné par le rapport de l'Institut national d'études démographiques (INED).
Le titre du rapport est éloquent : « Les femmes vieillissent seules, les hommes vieillissent à deux : un bilan européen ».
Une femme sur cinq âgées de 75 ans vit en couple alors que ce mode de vie concerne deux hommes sur trois aux mêmes tranches d'âge.
Elles sont deux fois plus à résider en institution et vivent plus fréquemment chez des proches que les hommes.

La proportion de seniors habitant seuls est trois fois plus forte qu'en 1962 du fait de la diminution des cohabitations intergénérationnelles.

L'entrée en institution est beaucoup plus fréquente lorsqu'on vit seul. Environ 18% des personnes seules de 75 ans ou plus résident en EHPAD (établissement pour personnes âgées dépendantes) contre seulement 3% des personnes du même âge ayant un conjoint (Tugores F., 2003).

- **L'isolement relationnel et social**

Plus de 7% n'ont pas de famille.
Parmi ceux qui ont une famille 29% ont de la visite de temps en temps et 11% n'ont presque jamais de visite.
Par courrier ou par téléphone 24,5% ont des contacts de temps en temps et 7,6% jamais ou presque.
17% ne parlent pas chaque jour à quelqu'un.
39% ne font pas partie d'un club ou d'une association.
8% n'ont pas eu dans les quinze derniers jours au moins une visite, une lettre ou un appel téléphonique.

- **La santé et les handicaps**

La relation entre état de santé, isolement familial et social a été mise en évidence par de nombreux auteurs mais reste complexe à interpréter car elle s'explique dans les deux sens.
Si l'isolement social peut être lié à des problèmes de santé qui influencent la participation sociale, l'environnement joue un rôle majeur sur la santé.
Le fait de garder des contacts avec l'environnement familial est décrit par certains auteurs comme ayant un effet protecteur sur la santé mentale, et l'environnement relationnel est présenté comme ayant un rôle crucial en matière de transitions de santé (Giudici C, Brouard N, Juillet 2005).
J.-P. Pan Ke Shon (1999) note également que l'isolement relationnel touche plus particulièrement les catégories socialement défavorisées. Il précise que déclarer « avoir du mal à s'en sortir » est lié à une plus forte probabilité d'être isolé.

- **De l'isolement à la solitude**

45% des seniors interrogés se sentent seuls à des degrés plus ou moins forts et un tiers se sent seul souvent ou très souvent.

Ce sentiment n'est pas directement lié au fait de vivre seul. On peut éprouver de la solitude au milieu d'une foule de personnes.

Il touche davantage les personnes très âgées. 39% des personnes de 79 à 83 ans estiment se sentir seules souvent ou très souvent.

On se sent seul moins souvent si on vit en couple ce à quoi on pouvait s'attendre !
Les veufs sont deux fois plus sujets au sentiment de solitude que le reste de la population, de même que les célibataires ou les divorcés.

Près de 40% des seniors vivant en collectivité se sentent seuls ou très souvent.
Pour P. Pitaud « la solitude est avant tout vécue comme une expérience subjective, souvent perçue comme une expérience négative pénible à vivre qui s'accompagne d'affects négatifs ».
Elle apparaît quand le réseau social de la personne est déficient ou perçu comme tel, tant du point de vue qualitatif que quantitatif.

Ce sont les personnes veuves vivant seules qui non seulement sont les plus isolées relationnellement mais aussi les plus sensibles au sentiment de solitude.
85% des veufs sont des femmes. Les femmes montrent une plus grande vulnérabilité à la solitude ce qui pourrait expliquer que « la mort de l'autre constitue de façon évidente le facteur le plus aigu engendrant le sentiment de solitude » (Pan Ke Shon, 1999).

Les études sur la sociabilité des seniors montrent que ce sont d'abord les relations avec les collègues de travail qui s'estompent.

De 70 à 75 ans le réseau de la fratrie décroît et les contacts amicaux diminuent pour les femmes, puis pour les hommes du fait notamment des décès des proches.
Chez les personnes plus âgées seules les relations familiales se maintiennent.
La perte d'autonomie contribue à cette réduction des relations.

Le grand âge est un facteur d'accroissement de l'isolement relationnel et de la solitude.
Les seniors ayant un niveau d'études limité sont plus exposés au sentiment de solitude.
L'apparition de problèmes de santé joue un rôle majeur sur le sentiment de solitude.
Un faible niveau de ressources ressenti a un lien significatif avec le niveau de solitude.

Le fait de ne pouvoir sortir de chez soi apparaît comme un élément déterminant.

Les personnes qui ressentent fortement la solitude n'ont pas toujours l'occasion de parler à quelqu'un, n'appartiennent pas à des clubs d'activités, ne fréquentent pas de lieu de rassemblement.

Le sentiment de solitude est accru par l'absence d'une personne à qui faire confiance.

La possibilité de demander des services aux voisins ou aux amis permet d'atténuer le sentiment de solitude mais moins que si on peut compter sur la famille.

Sans l'assurance de pouvoir compter sur quelqu'un le sentiment de solitude apparaît fortement renforcé.

Par ordre décroissant, les raisons de la solitude citées par les seniors sont :

- La perte d'un être cher ;
- L'éloignement de la famille ;
- La maladie ou le handicap ;
- Le manque d'écoute ;
- Le manque d'activité ;
- Le manque d'envies ;
- Le changement de lieu de vie ;
- Le manque d'argent ;
- Les mésententes familiales ;
- Le sentiment d'insécurité ;
- La rupture familiale.

Les personnes seules sont le plus souvent des personnes âgées. Plus de 50% d'entre elles ont 60 ans ou plus, alors que 18% ont moins de 30 ans.

La proportion de personnes seules d'une génération donnée passe de 18% pour les sexagénaires à 30% pour les septuagénaires, atteignant un maximum avec plus de 40% pour les octogénaires.

La proportion de femmes seules ne diminue qu'au-delà de 85 ans, âge où l'état de santé ne permet plus à toutes de vivre dans cette situation.
La part des hommes vivant seuls augmente également mais plus faiblement. Elle plafonne à 30% vers 90 ans et reste inférieure à 20% jusqu'à 82 ans.
Davantage de personnes sont seules dans les villes.
La proportion de personnes seules augmente avec la taille de la commune, passant de 9% à plus de 20% pour les communes de 100 000 habitants.
Ce qui montre une prédominance des personnes seules dans les villes et en particulier dans les centres-villes.

En 2000, sur 4 millions de personnes âgées de 75 ans et plus, 1,5 million vivaient seules.
En 2020 les projections faites par l'INSEE prévoient 6 millions de personnes âgées de 75 ans et plus avec 3 millions vivant seules.

Dans les 20 prochaines années, la population des plus de 75 ans augmentera de 50% mais la *solitude doublera* (Padieu, 2001).

En 2020, une personne âgée de plus de 75 ans sur deux vivra seule.

❖ Le handicap et la dépendance

Maladies : les essayages de la mort.

J. Renard, *Journal*, 1902, Gallimard.

Le vieillissement de la population française conduira dans les années à venir à une augmentation du nombre des seniors dépendants.

L'Organisation mondiale de la santé (OMS) analyse de la façon suivante les relations entre maladie et handicap :

- **les maladies** doivent être comprises dans un sens large, incluant les accidents et les autres traumatismes moraux ou physiques, ainsi que les conséquences ou complications des malformations congénitales.

- **Les déficiences** sont les pertes (amputations, scléroses...) ou dysfonctionnements des diverses parties du corps ou du cerveau.

Elles résultent en général d'une maladie au sens large.

Une notion voisine plus couramment utilisée est celle d'invalidité.

- **Les incapacités** sont les difficultés ou impossibilités de réaliser des actes élémentaires comme se tenir debout, s'habiller, parler.

Elles résultent en général d'une ou plusieurs déficiences.

- **Les désavantages** désignent les difficultés ou impossibilités que rencontre une personne à remplir les rôles sociaux auxquels elle peut aspirer, ou que la société attend d'elle.

- **Le handicap** regroupe les désavantages, les incapacités et les déficiences.

Pour Cyril Rebillard et Michel Duee (2000) de la direction des études et synthèses économiques de l'INSEE, selon les hypothèses retenues dans les projections, la population des 75 ans et plus sera multipliée par 2,5 entre 2000 et 2040 pour atteindre plus de 10 millions de personnes.

Ils exposent le « problème de l'équilibre à trouver entre solidarité familiale et collective » pour la prise en charge de la dépendance.

Aujourd'hui, la prise en charge de ces personnes combine à la fois solidarité familiale à travers l'aide apportée par les proches, et solidarité collective par le biais de prestations comme l'allocation personnalisée autonomie.

Une inquiétude pointe quant à l'évolution de ces deux formes de solidarité à l'avenir.
D'une part, la solidarité familiale pourrait diminuer car le nombre moyen d'aidants potentiels par personne âgée dépendante aura tendance à diminuer du fait de la baisse du nombre d'enfants par famille et de l'éclatement géographique des familles.
D'autre part, l'évolution des aides au titre de la collectivité risque également de diminuer en raison du décalage sans cesse croissant entre personnes dites actives et personnes âgées dépendantes.

Les personnes âgées dépendantes ont besoin d'une aide pour les actes de la vie quotidienne.
Leurs seuls revenus ne permettront pas à tous d'y faire face.

Le questionnement sur le handicap et la dépendance ne pourra trouver de réponse sans l'étroite imbrication de l'âgé avec son entourage familial et la volonté nationale envers les anciens.

❖ Le Divorce

Une enquête de l'ODAS par Claudine Padieu (2001) montre le morcellement des liens familiaux.

De nos jours, le divorce est une cérémonie aussi respectée que la cérémonie du mariage.

A. Salacrou, *Histoire de rire*, Gallimard.

Un faisceau d'indicateurs convergents montre qu'en 30 ans, le tissu familial s'est distendu de manière importante.

L'instabilité des couples est repérable à l'augmentation spectaculaire des divorces.

En 1970, 395 000 mariages et 39 000 divorces.

En 2000, 295 000 mariages et 120 000 divorces.

Le nombre des divorces a été multiplié par 3, quelle que soit la tranche d'âge envisagée.

Au 1er janvier 2005, selon l'INSEE (2005), la structure de la population des personnes âgées selon l'état matrimonial est la suivante (Tableaux 1 à 7).

Le mariage est une greffe ;

cela prend bien ou mal.

V. Hugo, *Les Misérables.*

En 30 ans la période qui connaît l'augmentation la plus importante se situe après 29 ans de mariage où l'on constate des chiffres multipliés par plus de 5.

Tableau 1. Etat matrimonial en fonction de l'âge.

	ensemble	célibataires	mariés	divorcés	veufs
De 60 à 64	2 663 738	192 662	1 949 858	295 720	225 495
De 65 à 74	5 082 871	366 932	3 441 968	35 5371	918 600
De 75 à 84	379 8921	279 816	1 869 077	152 324	1 497 704
85 ou plus	1 086 589	84 537	213 400	29 662	758 990
60 ou plus	12 632 119	923 947	7 474 303	833 077	3 400 792

Tableau 2. De 60 à 64 ans.

année	ensemble	célibataires	mariés	divorcés	veufs
1970	2 636 05	232 759	1 869 24	96 827	437 222
1980	1 616 60	130 321	1 182 89	58 911	244484
1990	2 892 07	245 5673	2 142 89	124686	378 930
2000	2 708 66	204 753	2 017 42	212 230.	274 258
2005	2 663 73	192 662	1 949 85	295 720	225 498

Tableau 3. De 65 à 74 ans.

année	ensemble	célibataires	mariés	divorcés	veufs
1970	4 117 873	374 616	2 386 456	110 078	1 246 723
1980	4 462	379 077	2 735 874	135 456	1 212 017
1990	4 033 096	320 219	2 634 659	144 872	933 346
2000	5 175 099	401 806	3 452 929	268 353	1 052 011
2005	5 082 871	366 932	3 441 968	355 371	918 600

Tableau 4. De 75 à 84 ans.

année	ensemble	célibataires	mariés	divorcés	veufs
1970	1 932 640	179 118	642 514	39 336	1 071 672
1980	2 158 695	226 745	961 377	53 355	1 269 771
1990	2 963 935	237 824	1 267 729	80 588	1 377 794
2000	3 976 630	224 695	1 457 888	103 490	1 190 557
2005	3 798 921	279 816	1 869 077	152 324	1 497 704

Tableau 5. 85 ans ou plus.

année	ensemble	célibataires	mariés	divorcés	veufs
1970	423 099	33 116	64 583	8 514	316 886
1980	567 366	54 884	88 616	8 596	415 270
1990	874 483	80 261	162 756	25 724	748 199
2000	1267 235	100 989	273 514	33 523	859 209
2005	1 086 589	84 537	213 400	29 662	758 990

Tableau 6. 60 ans ou plus.

année	ensemble	célibataires	mariés	divorcés	veufs
1970	9 109 664	819 609	4 962 797	254 755	3 072 503
1980	9 157 647	791 027	4 968 760	256 318	3 141 542
1990	10 763 586	883 867	6 208 037	367 318	3 304 364
2000	13 127 631	932 243	7201757	617 596	3 376 035
2005	12 632119	92 3947	7 474 303	833 077	3 400 792

Tableau 7.

Taux de divorces selon la durée du mariage (pour 1 000 mariages selon l'INSEE 2005).

	Année du divorce			
Durée du mariage	1974	1984	1994	2004
1 an	2,5	3,6	3,7	3,6
5 ans	9,8	17,8	20,8	23,4
10 ans	7,5	13,9	15,8	18,6
15 ans	4,4	10,5	11,6	13,1
20 ans	3,2	7,1	8,9	11
25 ans	1,9	3,8	6,2	7,5
29 ans	0,9	2,4	3,6	4,9

Les divorces les plus nombreux ont lieu après 5 années de mariage.

L'ensemble des divorces quel que soit le nombre d'années de vie commune se multiplient.

Du fait de mariages de plus en plus tardifs, l'âge moyen des époux au moment de leur divorce a augmenté également de trois ans et demi en dix ans.

Céline Le Bourdais, dans une étude concernant l'évolution des liens conjugaux, constate que le mariage représente encore la majorité des unions, mais l'attrait quasi universel qu'il exerçait auparavant a diminué pour faire face à l'« union de fait », de plus en plus populaire.

La nature des unions a changé de façon fondamentale.
Les types d'unions conjugales évoluent donc avec le temps, mais il n'en reste pas moins que les probabilités de séparation sont presque doublées quand la vie commence par une union de fait.

La probabilité qu'une première union se termine par un divorce ou une séparation a considérablement augmenté au cours des années.

De plus, la fréquence des ruptures est également en hausse. Le pourcentage de femmes ayant vécu au moins deux séparations est passé de 8% à 16%.
Entreprendre une vie commune par une « union de fait » plutôt que par le mariage augmente de beaucoup la probabilité que cette première union se termine par une séparation.
De plus, le fait que les « conjoints de fait » se marient un jour ou ne se marient pas importe peu. Le risque de séparation est tout aussi élevé dans les deux cas.
On observe donc une augmentation des « unions de fait » et une augmentation des ruptures quel que soit le type d'union.
L'instabilité de bien des « unions de fait » et le taux croissant de dissolution de toutes les unions donnent à penser que plus de

gens vivent sans doute plus longtemps seuls ou encore s'engagent dans un plus grand nombre de relations de courte durée.

❖ La Maltraitance

Je ne peux admettre la violence,
même contre la violence.
R. Martin du Gard, *Les Thibault*, « *L'Eté 14* », Gallimard.

La maltraitance envers les seniors est difficile à apprécier.

C'est un sujet encore tabou mais qui est de moins en moins caché notamment grâce à l'association ALMA (Allô maltraitance des personnes âgées).

Près de 5% des plus de 65 ans seraient maltraités en France.
Le nombre de signalements va malheureusement croissant.
Cette violence se manifeste plus au domicile qu'en institution.
Dans 50% des cas c'est la famille proche qui est en cause.
Dans 25% des cas ce sont les soignants et pour le reste ce sont les amis ou voisins.
La prudence sur les chiffres est de rigueur.
Pour apprécier l'étendue de ce phénomène, il faudrait s'interroger sur les statistiques de :

- maltraitances légales : c'est-à-dire ayant entraîné une condamnation ;
- maltraitances apparentes : c'est l'ensemble des cas de maltraitances portés à la connaissance de la police et des autorités judiciaires ;
- maltraitances réelles : c'est l'ensemble des maltraitances effectivement commises.

Il faudrait également recueillir des statistiques concernant les établissements privés et publics, les statistiques locales et nationales, les statistiques policières, judiciaires et pénitentiaires.

Pour mieux connaître l'ampleur de ce phénomène, il faudrait s'adresser à la fois au personnel des institutions et à leurs résidents par des enquêtes d'« auto-confession » et de « victimisation ».

Au personnel par des enquêtes d'« auto-confession » en les interrogeant sur les actes de maltraitance commis.
Elles reposent sur les aveux de leurs auteurs.
Or certains sont persuadés qu'ils ne maltraitent pas, et d'autres auront peur de possibles sanctions.
Aux résidents par des enquêtes de « victimation » qui consistent à les interroger sur les cas de maltraitance dont ils ont été victimes.

Or certains sont trop affaiblis pour répondre, et d'autres se taisent de peur de nouvelles représailles.
Cette maltraitance prend diverses formes, elles peuvent être d'ordre :

- physique (coups, gifles, pincements, brûlures, ligotages, non-satisfaction des demandes pour les besoins physiologiques, meurtres) ;
- psychologiques (langage insultant, tutoiement, chantage, abus d'autorité, non-respect de l'intimité, atteinte concernant la pudeur, placement non consenti) ;
- matériel et financier (vol, spoliation, lieu de vie inadapté) ;
- médicamenteux (abus de traitements sédatifs, manque de soins de base, non-prise en compte de la douleur, pratique d'examens inutiles, arrêt de traitements vitaux) ;

Il y a également :

- les négligences actives (privation volontaire de nourriture ou de soins) ;
- les négligences passives (la négligence n'est pas faite dans l'intention de nuire mais relève de l'ignorance, de l'inattention de l'entourage).

Ces violences de quelque nature qu'elles soient, sont source de stress, d'anxiété, de dépression et peuvent conduirent au suicide.

❖ Les changements physiques

Notre corps est une demeure dont,

avec l'âge,

il faut condamner des pièces,

faute de pouvoir les chauffer toutes.

J. Deval, *Afin de vivre bel et bien*, Albin Michel.

En vieillissant notre corps se modifie naturellement.

Nous pouvons être plus fatigués qu'auparavant.
Nous pouvons être malades plus souvent.

Ces changements physiques peuvent retentir sur l'image de soi et être source de stress.
Les seniors peuvent ressentir une moins bonne image de soi et peuvent être touchés par les effets de cette perception.

L'image de soi est une combinaison d'estime de soi et de ce que l'on appelle le « lieu de contrôle », c'est-à-dire la mesure dans laquelle une personne a le sentiment d'exercer un contrôle sur les événements de sa vie.
Une mauvaise image de soi fait courir un plus grand risque de faire une dépression.
L'estime de soi est en lien égal avec l'image du corps.

La beauté n'est que la promesse du bonheur.

Stendhal, *De L'Amour.*

Bien des gens attachent une telle importance à l'attrait physique que c'est la caractéristique qui a le plus d'influence sur la façon dont ils considèrent leur corps.

Et ce sentiment de leur valeur physique a des répercussions sur l'estime de soi.

L'estime de soi se forme tôt chez une personne.

Au fur et à mesure que l'on vieillit, l'estime globale de soi augmente en général, tout comme l'estime de son physique.

Le vieillissement peut entraîner une insatisfaction de son corps, sentiment plus marqué chez les femmes.

L'enfer des femmes, c'est la vieillesse.

La Rochefoucauld, *Maximes.*

Diverses influences agissent sur les réactions d'une personne vis-à-vis de son corps.

- Les valeurs, les normes sociales et culturelles qui imposent surtout aux femmes un corps mince et aux hommes un corps musclé. Les femmes jugent généralement leur corps en termes d'attraits physiques, et les hommes en termes de condition et d'efficacité physiques.

- Les puissantes industries de régimes diététiques, de cosmétiques, de la mode et de la condition physique qui affichent un corps idéal en le présentant comme un objectif que n'importe qui peut atteindre.

Cet idéal est souvent peut réaliste.

L'insatisfaction à l'égard du corps a pour corollaire inévitable un « mal-être » et des difficultés sociales.

Les Deuils

Il n'est pas de peine plus profonde
que de reconnaître les signes de l'ultime séparation.
La mort nous blesse à mort.
M. Toesca (*Inédit*).

Au 1er janvier 2005, selon l'INSEE (2005), la structure de la population des personnes âgées veuves est la suivante (Tableaux 8 et 9).

Avec le vieillissement de la population, la question du deuil devient une réalité de plus en plus présente et incontournable.

Tableau 8. En fonction de l'âge.

Ages	Veuf(ve)s
De 60 à 64	225 495
De 65 à 74	918 600
De 75 à 84	1 497 704
85 ou plus	758 990
60 ans ou plus	3 400 792

En 30 ans le nombre de veuf(ve)s a plus que doublé après 85 ans.
De plus en plus de seniors seront en deuil plus longtemps de l'un des leurs.

Dans les différentes étapes du deuil, la « désorganisation » est l'étape la plus difficile.

La dure réalité s'installe.
De très fortes émotions de tristesse peuvent envahir l'endeuillé et donner l'impression de perdre le contrôle sur sa vie.
La plupart des gens se demandent s'ils ne sont pas en « train de devenir fous ».
Pour éviter de ressentir la perte, certains peuvent se lancer dans une addiction comme l'alcool.

Tableau 9. Evaluation de la population âgée veuve.

âge \ année	1970	1980	1990	2000	2005
De 60 à 64	437 222	244 484	378 930	274 258	225 498
De 65 à 74	1 246 723	1 212 01	933 346	1 052 01	918 600
De 75 à 84	1 071 672	1 269 77	1 377 79	1 190 55	1 497 70
85 ou plus	316 886	415 270	748 199	859 209	758 990
60 ou plus	3 072 503	3 141 54	3 304 364	3 376 035	3 400 792

Le corps de l'endeuillé peut être affecté par une mauvaise alimentation et être plus vulnérable aux troubles physiques et psychologiques.

Cette étape de la désorganisation est donc un moment difficile où les émotions submergent la personne qui ne peut les contrôler souvent.

Pour Bernice Mac Douglas, membre du conseil consultatif national sur le troisième âge canadien, « l'effort à consentir pour se rétablir après le décès de la personne qui a partagé notre vie est une bataille individuelle qui exige beaucoup de courage. Toutefois, avec le temps et l'appui nécessaires, il est possible de s'adapter aux nombreux changements qu'amène la perte du conjoint et profiter avec reconnaissance de ce que la vie a encore à nous offrir ».

❖ N'importe quel événement perturbant le bien-être d'un individu peut être inducteur de stress.

BIBLIOGRAPHIE

Bensadon A. C.

Collectif Combattre la solitude des personnes âgées. *Isolement et vie relationnelle.* Sept 2006.

Chaleix M. *Recensement de la population.* INSEE, 1999.

Dantzer R.

« Le Stress : de la réponse d'adaptation à la pathologie. »

Act. méd. int. psychiatrie 1997 ; 14 (201) : suppl. juin.

Duée M., Rebillard C.

La Dépendance des personnes âgées : une projection en 2040. Données sociales. La Société française, 2006.

Giudici C., Brouard N.

Les Déterminants sociaux démographiques de la santé aux grands âges. IUSSP, XXVe congrès international de la population, Tours, Juillet 2005.

Holmes TH et Roche RH

The social readjustment rating scale.

Journal of Psychosomatic Research 1967;11: 213-218.

INSEE, 2003. *Histoire de vie, construction des identités.*

Institut national d'études démographiques

Les Femmes vieillissent seules, les hommes vieillissent à deux. Un bilan Européen.

Le Bourdais C. et al.

« Evolution des liens conjugaux ». *Statistique Canada* N° 116008, Tendances sociales canadiennes

Leger J. M.

« Stress, des conséquences parfois graves chez le sujet âgé. »
Le Quotidien du Médecin, N°6178, 3 déc. 1997.

INSEE. *Les Personnes âgées*. 2005.

Mac Douglas B.

Conseil consultatif national sur le troisième âge canadien

Pan Ké Shon J.-P.

Vivre seul, sentiment de solitude et isolement relationnel.
INSEE, n°678, octobre 1999.

Padieu C.

Les Mutations sociales, Juillet 2001. ODAS, 37 bd Saint-Michel, 75005 Paris.

Pitaud P.

Solitude et isolement des personnes âgées, l'environnement solidaire. Pratiques du champ social, ERES, janvier 2004.

Tugores F.

La Clientèle des établissements pour personnes âgées. Situation au 31 décembre 2003. DRESS, Etudes et Résultats.

3)

LE STRESS : EVOLUTION DU CONCEPT

Historique

Stress vient du latin « stringere » signifiant étreindre, serrer, resserrer.

Cette racine latine est reprise par la langue anglaise en 1303 et déjà Robert Mannyng, dans son livre *Handlyng Synne*, parle du stress.
Au XVIIe siècle, la notion de stress veut dire « état de détresse » et renvoie à l'idée d'oppression, de dureté de la vie, de privation, de fatigue, d'adversité, de peine ou encore d'affliction.

D'abord utilisé au XVIIIe siècle en physique des corps solides, il désigne une force intérieure produite dans un corps qui tend à déformer ce corps.
La contrainte exercée sur le matériau le rend plus vulnérable qu'il ne l'était auparavant.

La transposition de cette notion à la physiologie date du début du XXe siècle.

L'usage de la notion de stress aux organismes vivants va se généraliser, ceci sur la base de notions telles que l'« homéostasie ». Elle représente l'équilibre entre les différents compartiments de l'organisme et par conséquence l'équilibre du fonctionnement global.

La fonction du stress est l'adaptation à l'environnement.

Ce concept de stress a subi une évolution constante au fil des années. Nous proposons dans les chapitres qui suivent de l'explorer : de Cannon à Lazarus en passant par Selye.

Cannon

- Hippocrate posait en son temps les bases du concept d'« homéostasie » et les conséquences de son dépassement par sa théorie où « la rupture brutale de l'équilibre normal est la cause de la maladie ».

- En 1865 Claude Bernard observe et décrit le concept d'homéostasie sans toutefois le nommer comme tel : « tous les mécanismes vitaux de quelques variétés qu'ils soient n'ont toujours qu'un seul but, celui de maintenir l'unité des conditions de la vie dans le milieu intérieur ».

Il y aurait donc une propriété essentielle chez les êtres vivants qui serait la faculté de maintenir la stabilité du milieu interne.
Cette constance du milieu intérieur est la condition « d'une vie libre et indépendante » face à un environnement toujours changeant, soulignant ainsi la fonction primordiale de l'homéostasie.
Par exemple l'homéostasie permet à un homéotherme d'être indépendant de la température externe.
Dès 1878 Claude Bernard montre que lorsque la stabilité du milieu intérieur est perturbée, il y a vulnérabilité à la maladie.
Un dérangement de l'équilibre normal conduit à une fragilisation.

- C'est Cannon Walter Bradfort (1871-1945), physiologiste américain, qui crée le nom d'homéostasie et il y inclura la notion de stress.

Il le définit comme la « capacité qu'a l'organisme de maintenir constant son milieu intérieur en dépit des variations du milieu environnant ».

Il observe qu'en cas de frayeur ou de crainte chez des animaux, des dérèglements se produisent, comme l'accélération du rythme cardiaque ou l'augmentation de la sécrétion de certaines substances.
Dans « Bodily changes in pain, Huger, Fear and Rage », Cannon (1929) énonce sa théorie de l'homéostasie : « les êtres vivants

supérieurs constituent un système ouvert présentant de nombreuses relations avec l'environnement ».
les modifications de l'environnement déclenchent des réactions dans le système ou l'affectent directement, aboutissant à des perturbations internes du système.
De telles perturbations sont normalement maintenues dans des limites étroites parce que des ajustements automatiques, à l'intérieur du système, entrent en action et que, de cette façon, sont évitées des oscillations amples. De ce fait les conditions internes sont maintenues à peu près constantes.
Les réactions physiologiques coordonnées qui maintiennent la plupart des équilibres dynamiques du corps sont si complexes et si particulières aux organismes vivants qu'il a été suggéré qu'une désignation particulière soit employée pour ces réactions : celle « d'homéostasie » (Cannon, 1939).

En 1914, Cannon développe sa théorie en utilisant le concept de stress comme réaction physiologique liée aux émotions.

Il va chercher la cause de cette homéostasie et il prouve par une série d'expériences sur l'animal que lorsque l'organisme est soumis à une violente émotion comme la peur ou la fureur, la production d'adrénaline augmente.

- Les surrénales jouent un rôle primordial dans l'homéostasie.

Les glandes surrénales sont au nombre de deux.

Elles sont situées au bord supérieur de chaque rein.

La partie externe est appelée le cortex (corticosurrénale), et la partie interne la médulla (médullosurrénale).

Ce sont des glandes endocrines, c'est-à-dire qu'elles fabriquent des hormones libérées dans le sang.

Ces hormones vont agir sur certaines cellules de l'organisme en fonction de la glande sécrétrice.

Parmi les glandes endocrines on peut citer la thyroïde, l'hypothalamus et l'hypophyse.

Ces deux dernières sont situées au niveau du crâne.

L'hypothalamus va agir sur l'hypophyse en sécrétant la corticolibérine ou CRH et l'hypophyse libèrera l'hormone corticotrope appelée ACTH

L'hypophyse, par le biais de l'ACTH, aura une action sur les surrénales qui vont sécréter des glucocorticoïdes, des hormones sexuelles et de l'aldostérone qui vont agir sur les cellules cibles.

Par un mécanisme de rétrocontrôle ces hormones vont agir sur l'hypothalamus pour le freiner ou le stimuler, et la boucle se poursuit ainsi (Tableau 9).

Tableau 9. Action et rétrocontrôle.

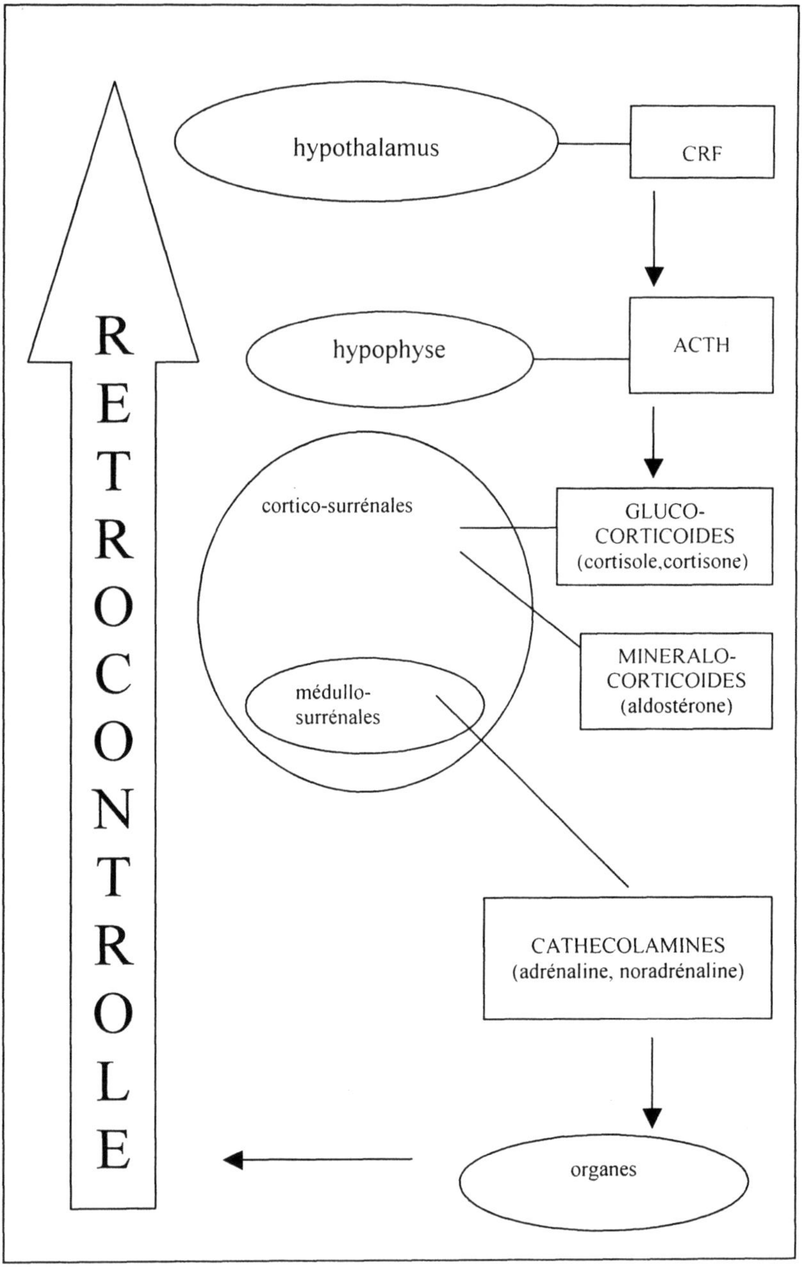

La cortico-surrénale

Elle sécrète :

- des hormones glucocorticoïdes comme le cortisol ;
- des hormones sexuelles, par exemple la DHEA (déhydroépiandrostérone) ;
- des minéralocorticoïdes comme l'aldostérone.

Les glucocorticoïdes ont de nombreuses actions, citons :

- des effets métaboliques :
    - augmentation de la glycémie ;
    - augmentation de la synthèse protéique dans le muscle ;
    - mobilisation des lipides et du cholestérol.

- une activité anti-inflamatoire ;
- action stimulante au niveau du cerveau ;
- rétroaction sur l'hypothalamus et l'hypophyse.

Les hormones sexuelles comprennent des androgènes et des œstrogènes.

Les minéralocorticoïdes sont surtout représentés par l'aldostérone qui augmente la réabsorption du sodium dans le tube rénal et peut entraîner une hypertension artérielle.

La régulation de la sécrétion corticosurrénalienne peut être déréglée par un stress et entraîner un trouble de l'homéostasie et de l'adaptation.

La réponse corticosurrénalienne est reliée à la faculté d'adaptation et de survie.

Chez l'homme le stress induit une élévation des glucocorticoïdes.

- La médullosurrénale

Elle est reliée au système nerveux autonome sympathique.
Elle sécrète les cathécholamines (adrénaline et noradrénaline).
Lors d'un stress, le système sympathique-médullosurrénale peut être activé globalement, et on observe alors ;

- accélération du rythme cardiaque ;
- élévation de la tension artérielle ;
- augmentation de la glycémie ;
- dilatation des bronches ;
- dilatation des pupilles.

L'organisme entier se prépare à « combattre ou fuir ».
Le rôle de la médullosurrénale quant à cette fonction d'urgence varie selon le type de stress.

Au niveau adaptatif et à court terme cependant, le stress va conduire aux réactions de « fuite ou de lutte » qui sont la conséquence d'un hyperfonctionnement sympathique.

Pour Cannon l'homéostasie a certaines limites dont la transgression provoque un stress.
Il situe le stress d'une certaine manière dans le pathogène car il est la conséquence de processus homéostasiques sollicités jusqu'aux limites de leurs marges d'adaptation fonctionnelle.
Ainsi à long terme l'organisme est fragilisé, vulnérabilisé et ne pourra reprendre sa capacité homéostasique d'origine.

Le stress a donc un rôle adaptatif essentiel à jouer car, « tout comme un matériau ne peut résister qu'à des contraintes modérées, l'homéostasie ne peut être maintenue que si les écarts à la norme restent relativement faibles ».
Au-delà, des processus correctifs permettant de faire face sont nécessaires : c'est le stress (Dantzer, 1997).

Le stress pour Cannon est donc le complément à l'homéostasie qui permet de réduire au maximum les dégâts déjà engendrés à l'organisme. C'est une réaction d'urgence à court terme qui favorise la fuite ou la lutte, c'est-à-dire l'évitement de la situation pathogène. En ce sens le stress est fondamental à l'adaptation d'un organisme.

Selye

Il est considéré comme le père de la conception moderne et scientifique du stress depuis ses premières publications, « un syndrome produit par divers agents nocifs » (Nature, 1936).

Dans ses premières expériences il injecte des ovaires de bétail à des rats. Dans d'autres expériences il les soumet à des infections ou traumatismes.
Les altérations produites chez les rats au niveau des surrénales, des reins, du système vasculaire étaient identiques, stéréotypées, quel que fût l'agent agresseur.

Il emploie le mot « stress » pour la première fois oralement dans l'expression « stress biologique » en commentant le syndrome général d'adaptation (SGA) (Selye, 1956).

Le stress comporte toujours la même réaction non spécifique où l'organisme s'adapte à des conditions nouvelles ; cette adaptation nécessaire à la vie.

Il décrit le « syndrome général d'adaptation » comme une réaction non spécifique de l'organisme à toute agression venant menacer son équilibre ou sa survie, que l'effet soit mental ou somatique ».

Cette dernière est une réponse innée et stéréotypée qui se déclenche d'elle-même dès que l'homéostasie est perturbée.
Ainsi peu importe que l'agent stressant soit d'origine physique ou psychique, interne ou externe, objectif ou subjectif, plaisant ou déplaisant.
la réponse non spécifique physiologique, humorale et endocrinienne sera toujours la même : « le fait que l'agent ou la situation stressante que nous rencontrons soit plaisants ou désagréables n'est d'aucune importance. La seule chose qui compte c'est l'intensité de la demande de réajustement ou d'adaptation ».

❖ Les trois stades du « syndrome général d'adaptation ». Tableau 10.

➢ une réaction d'alarme

Cette première phase correspond à l'ensemble des phénomènes généraux non spécifiques face à la présence d'une demande environnementale d'adaptation à laquelle l'organisme n'est pas encore adapté.
La réaction d'alarme commence d'abord par un choc, un état de surprise dû à l'agression qui altère l'équilibre fonctionnel.

C'est un état de souffrance généralisée et intense qui rend l'organisme encore plus vulnérable à la demande d'adaptation qui lui a été faite.
Cette phase peut durer de quelques minutes à 24 heures.

Tableau 10. Le syndrome général d'adaptation.

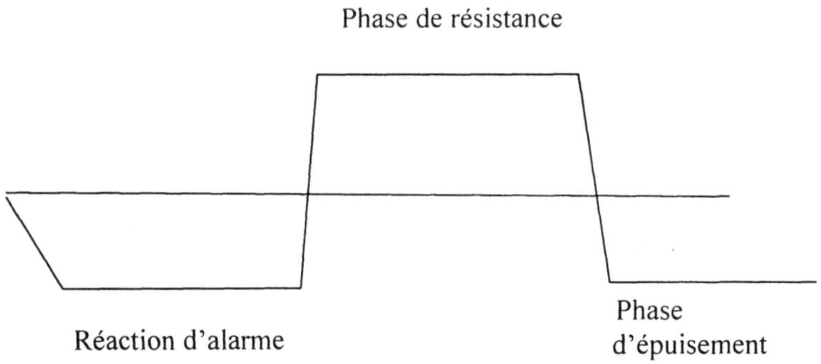

Si le choc ne conduit pas à la mort, l'organisme peut se ressaisir et met en jeu des moyens de défenses actives.
C'est une réaction d'urgence à court terme qui favorise « la fuite ou la lutte », c'est-à-dire l'évitement de la situation pathogène.
La réponse endocrinienne et neurovégétative de cette phase est appelée « réponse sympathique ou hypothalamo-sympathico-adrénergique ».

Tout commence comme cité plus haut au niveau de l'hypothalamus.

Par le biais du système nerveux sympathique, ce dernier stimule la médullosurrénale.
Cette dernière déclenche alors la sécrétion d'adrénaline et de noradrénaline.
Ces substances visent tout d'abord la mobilisation des stocks d'énergie par les procédés de lipolyse (destruction des graisses) et glycogénolyse (mise en circulation du glycogène de réserve par hydrolyse) dans le but de fournir une énergie suffisante aux muscles.

Au niveau des muscles squelettiques, les catécholamines (adrénaline et noradrénaline) favorisent la dégradation du glycogène et la production de lactate.

Les catécholamines :

- au niveau du cœur, augmentent le débit cardiaque, la pression artérielle, le volume systolique, etc... ;
- au niveau circulatoire, favorisent l'apport en oxygène des muscles au détriment des organes digestifs ;

- stimulent la libération d'hormones au niveau de l'hypothalamus pour favoriser une reconstruction de l'énergie épuisée.

La production de catécholamines par la médullosurrénale vise la mobilisation puis la dépense de l'énergie dans une réaction d'urgence à court terme (réaction ne dépassant pas quelques minutes) qui favorise « la fuite ou la lutte » en permettant aux organes liés au mouvement d'accroître leur fonctionnement.

La phase d'alarme est très coûteuse pour l'organisme.

- une phase de résistance

Cette deuxième phase constitue l'ensemble des réactions non spécifiques provoquées par un agent stressant qui persiste et auquel l'organisme s'est adapté au cours de la phase d'alarme.
Au niveau endocrinien et neurovégétatif, cette phase de résistance peut s'expliquer par l'activité de l'axe hypothalamo-hypophyso-surrénal, mis en place dès la phase d'alarme.

La sécrétion de corticolibérine ou « corticotrophin releasing factor » (CRF) par les noyaux antérieurs et latéraux de l'hypothalamus induit une production de corticotropine (ACTH) par le lobe antérieur de l'hypophyse (adénohypophyse).

La présence de plus ou moins d'ACTH dans le sang va moduler les sécrétions de la corticosurrénale représentées par les glucocorticoïdes (cortisol, cortisone) et les minéralocorticoïdes (aldostérone).

Le corps recherche une nouvelle énergie, combat les inflammations possibles et cherche à renforcer ses manques, notamment au niveau ionique.

La phase de résistance est donc une optimisation des moyens adaptatifs face à une situation aversive.

- une phase d'épuisement

Si la phase adaptative persiste, il arrive un moment où l'organisme n'est plus à même de pouvoir s'adapter à ce qui lui est demandé.
L'épuisement va se caractériser par un retour à la phase initiale de choc. Mais cette fois les phénomènes d'épuisement l'emportent sur la défense active et peuvent conduire jusqu'à la maladie ou la mort.

L'épuisement provient du fait que l'organisme a dû fonctionner en surrégime et que par décompensation il dysfonctionne.
Le cœur, les artères, l'estomac, les intestins ou les défenses immunitaires peuvent donner naissance à des maladies telles que

les ulcères, l'hypertension voire l'infarctus, l'asthme, l'eczéma, le cancer.

Le syndrome général d'adaptation a donc ses limites.
Des limites physiologiques qui font que l'organisme ne peut pas aller au-delà de ses forces.
Holmes et Rahe en 1967 montrent que le capital d'adaptabilité n'est pas infini et que chaque cause provoquant le stress entame ce capital.

On prendra deux exemples :

- l'affaiblissement du système immunitaire
- l'effet du stress sur le cerveau.

Le système immunitaire est grandement affecté lors du déclenchement du syndrome général d'adaptation et le cortisol en serait le responsable.
Il y aurait fragilisation de la réponse immunitaire et donc de la défense de l'organisme face à des corps étrangers à l'organisme.
Le cortisol monterait par le sang jusqu'au cerveau et se logerait dans les neurones.
Un stress trop important fait vieillir prématurément le cerveau.
Mais les dégâts causés par le stress ne sont pas dus uniquement au cortisol.

L'adrénaline peut aussi jouer des mauvais tours à l'organisme comme une hypertension, des troubles cardiovasculaires et des ulcères.
En outre, l'asthme, le cancer peuvent aussi résulter d'une trop grande exposition aux facteurs stressants.

Avec le syndrome général d'adaptation la question est de ne pas dépasser la capacité d'adaptation de chacun.

Les deux fonctions principales du syndrome général d'adaptation sont l'évitement de la situation provoquant le stress :

- d'abord par une favorisation de courte durée du mouvement grâce aux catécholamines (hormones secrétées par la médullo-surrénale) ;
- puis dans un deuxième temps par une réponse différée mettant en jeu les glucocorticoïdes (hormones de la cortico-surrénale) qui augmente l'endurance à l'agent stressant et non plus par la fuite ou la lutte.

Le syndrome général d'adaptation est une réponse en termes de « fuite ou combat », c'est-à-dire en termes de « mouvement ».
Cependant qu'en est-il lorsque nous ne pouvons résoudre les demandes environnementales par le mouvement pur et simple mais plutôt par un travail cognitif ?

Selye inscrit le stress dans une conception linéaire, unidirectionnelle et stéréotypée.

Mais ce modèle a rencontré les réserves de nombreux auteurs (Cohen, 1989) car jugé trop mécaniste pour :

- l'importance accordée aux seuls stresseurs sur l'évolution de l'état de santé ;
- l'ignorance des processus intermédiaires (perceptifs, cognitifs, affectifs, comportementaux) mis en place par chaque individu, qui modulent l'impact des stresseurs (Bruchon-Schweitzer, 1998).

Cette conception qui se rattache au modèle biomédical ne prend pas en compte l'intervention des émotions.

Or la réaction de stress est d'autant plus intense que l'émotion engendrée par cet événement est plus forte (Dantzer, Oct1989).

Les psychosomaticiens qui insistaient sur les interactions entre la maladie et le psychisme ne pouvaient se contenter d'explications aussi dédaigneuses pour la psychodynamique (Rotter, 1966).

D'où la nécessité d'envisager un modèle « interactionniste ».

Lazarus ou la conception contemporaine du stress

En 1966, Lazarus, dans son livre *Psychological stress and the coping process*, amorçait le rôle des processus cognitifs et comportementaux modifiant l'impact du stress.

En effet, aux modèles antérieurs qui étaient « linéaires », les psychologues de la santé substituent aujourd'hui un modèle « multidimensionnel » et « interactionniste » qui privilégie le rôle des interactions entre les facteurs affectifs, cognitifs, sociaux et physiologiques, dans l'impact d'un événement stressant sur l'organisme.

Ainsi le stress n'apparaît plus dépendant de la gravité objective du stresseur, mais il est modulé en fonction :

- de variables psychologiques antérieures du sujet ;
- ainsi que par des processus psychologiques actuels appelés « stratégies cognitives comportementales d'ajustement au stress » (Bruchon-Schweitzer, 1998).

Un même stresseur n'aura donc pas le même impact sur différents individus, d'où l'imperfection de l'échelle événementielle de Holmes et Rahe, qui ne prend en compte que l'événement.

Le stress est considéré maintenant comme une véritable transaction entre la personne et l'environnement dans laquelle la situation est évaluée par l'individu comme débordant ses ressources et menaçant son bien-être (Lazarus, Folkman, 1984).

Il est donc tenu compte des interactions entre l'individu et le contexte aversif.

Dans cette perspective, l'individu est considéré comme un agent actif qui peut influencer l'impact d'un stresseur par des stratégies cognitives émotionnelles et comportementales (Quintard, 1998).

Sarafino en 1990 reprend la défintion de Lazarus et conclut que « le stress est la résultante de transactions entre la personne et l'environnement qui conduisent l'individu à percevoir une discordance réelle ou imaginée, entre les demandes d'une situation et les ressources de ses propres systèmes biologiques, psychologiques et sociologiques ».

Steptoe précise également que la plupart des modèles contemporains de la réaction au stress trouvent leur origine dans les travaux de Lazarus qui suggèrent que les conditions donnant naissance à des réponses au stress sont de nature interactionnelle et comprennent des situations où existe un équilibre entre les stimuli psychosociaux d'une part et les ressources psychologiques de réaction au stress d'autre part.

Facteurs modifiant la réaction au stress

Ils représentent la dimension psychologique de la réaction au stress.

Les psychologues ont identifié des variables cognitives, affectant la réaction au stress.
Ces variables jouent le rôle de « modérateurs » au sens où elles permettent d'augmenter ou de diminuer l'impact des événements stressants (Paulhan, Bourgeois).

Les variables qu'ils évoquent sont :

❖ Le stress objectif

Holmes et Rahe (1967) établissent une méthode d'évaluation objective du stress appelée l'échelle d'événements récents (SRE = schedule of recent experiences).
Le S.R.E. se compose de 43 événements. Chaque événement est indexé d'un poids différent.
Exemple : Mariage = 50, mort du conjoint = 100.
Le score total de stress est obtenu en additionnant les poids respectifs de tous les événements.

Ces méthodes de quantification standard des événements de vie faisant appel à la fréquence, l'intensité ou la gravité des stresseurs, banales ou graves, sont remises en cause par de nombreux auteurs, considérant que la recherche sur le stress devrait plutôt prendre en compte leur impact, sur le retentissement affectif (Amiel-Lebigre, 1998).

De nombreux auteurs soulignent l'absence de lien direct entre intensité, fréquence ou gravité des événements et troubles induits (Bruchon-Schweitzer, Dantzer, 1998).
Tout va dépendre de la signification accordée aux stresseurs.

❖ Le stress perçu

La situation la plus insupportable n'est pas le malheur subi, c'est le malheur imaginé.

F. Giroud, *L'Express*, 1974.

Le modèle interactionniste privilégie la compréhension des transactions entre les personnes et l'environnement, et s'appuie sur la notion de « stress perçu ».

Lindsay et Norman (1980) montrent que, « dans une situation stressante, l'évaluation subjective qui est faite de la situation importe plus que les faits eux-mêmes ».

Selon Cohen et Edwards (1989) « les événements de vie en eux-mêmes s'avèrent ainsi de faibles prédicteurs de l'état de santé ultérieur.
La réaction au stress ne peut être expliquée uniquement à partir du stresseur mais en fonction des processus intermédiaires que l'organisme interpose entre l'agression et lui-même.
La perception de la situation joue un rôle primordial.

Cohen et al. (1983) ont adopté le terme de « stress perçu » pour désigner ce facteur.

Ils élaborent une échelle évaluant l'importance avec laquelle les situations de la vie sont généralement perçues comme menaçantes.
Cette échelle est dite « échelle de stress perçu » de Cohen et al. ou P.S.S. (Perceveid stress scale).
La P.S.S. ne décrit pas la détresse psychologique mais plutôt le degré de contrôle perçu par rapport aux événements extérieurs.

Pour Dantzer (1989) « Ce n'est donc plus une réaction de survie qui se déroule de façon stéréotypée quel que soit l'agent agresseur, mais une relation transactionnelle qui implique d'abord la perception et l'interprétation de la situation ».
On peut donc avoir un « score de stress perçu » élevé et un « score de détresse » faible si l'on bénéficie d'un soutien social important.

Un même événement peut être évalué par certains comme menaçant et par d'autres comme un défi.
Le stress perçu constitue l'une des facettes de tout un ensemble de processus perceptivo-cognitifs mis en œuvre par le sujet et qui consistent non seulement à évaluer la situation stressante mais aussi ses propres capacités à y faire face (Quintard, 1998).

Le stress perçu est plus prédictif des troubles ultérieurs induits que la gravité objective du stresseur.
La réaction à la mort du conjoint par exemple varie en fonction de la signification accordée par le veuf ou la veuve à cet événement.

❖ Le contrôle perçu

➢ Définition

Le second facteur cognitif modérant la réaction au stress est la connaissance de notre propre capacité de contrôler la situation selon Lindsay (1980).
Cette évaluation à maîtriser la situation est appelée « contrôle perçu ».
La notion de contrôle occupe une place centrale dans la conduite adaptative humaine.
Il paraît évident que plus un individu a de possibilités de contrôler son environnement mieux il se porte.

Pour Folkman (1984) et Cohen (1989) cette capacité de contrôler le cours des événements dépend de l'évaluation faite par l'individu de ses ressources personnelles et sociales.

➢ **Les ressources personnelles** sont représentées notamment par le « lieu de contrôle » qui peut être « interne » ou « externe » selon les croyances.

Elles sont développées dans le chapitre suivant, ainsi que les ressources sociales dans leur aspect en interaction avec le lieu de contrôle.

Dans leur théorie transactionnelle du stress et des stratégies d'adaptation, Lazarus et Folkman (1984) accordent également une place essentielle à l'évaluation de la situation à affronter et aux ressources personnelles.

Le contrôle perçu se réfère à la manière dont les individus apprécient le degré d'influence qu'ils peuvent avoir sur l'environnement.

Percevoir une situation spécifique comme contrôlable est pour Rodin (1986) une appréciation subjective qui consiste à penser que l'on peut décider et agir face à cette situation de façon à en modifier favorablement l'issue.

➢ Ressources sociales ou soutien social

Ce concept apparaît dans les années 60 avec les travaux de Baumann qui centre ses préoccupations sur l'influence des relations sociales et de leur qualité sur la santé.

Steptoe décrit 3 composantes au soutien social (1991) :

- l'intimité affective (c'est-à-dire la connaissance de la personne à qui parler de ses problèmes) ;
- une aide matérielle ou des services ;

- l'apport d'informations ou de conseils.

  De nombreuses études montrent que les taux de morbidité et de mortalité sont plus élevés chez les hommes et les femmes ayant de faibles scores à divers indices de densité des relations sociales.

Le soutien social réduit l'impact psychologique des événements stressants.

Les recherches de Sandler et de Lefcourt (1984) suggèrent qu'il existe une interaction entre le « lieu de contrôle » d'un individu et l'efficacité du soutien social quant à leurs effets modérateurs sur le stress.

Ils montrent que le soutien social est plus efficace chez les individus ayant un lieu de contrôle interne (c'est-à-dire qu'ils considèrent l'événement qui survient comme dépendant de leurs faits), que chez ceux qui ont un lieu de contrôle externe (qui eux au contraire pensent que ce qui leur arrive n'est pas de leur fait).

L'explication qu'ils proposent est que les individus ayant un lieu de contrôle interne utilisent activement leur soutien social comme un moyen pour les aider à faire face à l'agent stressant, à la différence des individus ayant un lieu de contrôle externe.

➢ **Rôle du contrôle perçu**

Il apparaît comme un processus cognitif dont le rôle est l'évaluation de la menace et des ressources personnelles.

Le contrôle perçu contribue à déterminer le choix des stratégies d'adaptation ultérieures, émotionnelles, cognitives et comportementales à mettre en place pour faire face à la situation (Nuissier, 1998).

Les expériences et réactions au stress déjà vécues pourraient renforcer la tolérance aux expériences ultérieures (Steptoe 1989).

Conclusion

Les travaux de recherche depuis le « Flight or fight » de Cannon ont permis une évolution constante dans la connaissance du concept de stress.

Conceptualisé initialement par Selye comme une réponse non spécifique et avec essentiellement des bases biologiques, il a évolué avec Lazarus pour prendre une dimension psychologique. Il passe donc d'un modèle linéaire biologique à un modèle interactionniste et cognitiviste.

Cette nouvelle approche complète les recherches initiales en mettant en relief que le stress est une réalité bio-psycho-sociale et que si les stresseurs jouent un rôle important, les facteurs psychologiques jouent eux un rôle décisif.

Ces facteurs psychologiques vont moduler ou orienter la réponse de l'individu face au stress par des « stratégies d'adaptation » ou « coping » en anglais.

BIBLIOGRAPHIE

Amiel-Lebigre F.

« Quantification de l'impact événementiel : approche du réel ou chimère ».

Psychologie médicale 1998 : 20, 12 :1715-1717.

Baumann J. L., Briancon S., Blanchard F.

« Support social. Du concept à la pratique ».

Cahiers du centre de recherches sociologiques 1998 ; 9 : 216-234.

Bruchon-Schweitzer M., Dantzer R.

Introduction à la psychologie de la santé.

Paris : PUF, « Psychologie d'aujourd'hui », 1998.

Cannon W. B.

« The interrelations of emotions as suggested by recent physiological researches ».

Am. J. Psychol. 1914 ; 25 : 256-282.

Cannon W. B.

« The mechanism of emotional disturbance of bodily functions ».

New England J. Med. 1929 ; 198: 877-884.

Cannon W. B.

Bodily changes in pain, Huger, Fear and Rage.

Appleton-Century-Crofts, New York, 1929.

Cannon W. B.

The Wisdom of the body.

New York : Norton, 1932.

Cohen S., Karmarck T., Mermelstein R.

« A global measure of perceived stress ».

Journal of health and social behaviour. 1983, 24: 385-396.

Cohen S., Edwards J. R.

« Personality characteristics as moderators of the relationship between stress and disorder » in RGW J Neufeld ed. *Advances in the investigation of psychological stress*. New York, John Wiley and Sons, 1989, p 235-282.

Cohen S., Lazarus R. S.

Coping with stresses of illness. In G C.Stone, Cohen and Adler ed.

Holmes T. H., Roche R. H.

Health psychology ; a handbook. San Francisco : jossey-Bass, 1979.

Dantzer R.

« Le Stress : De la réponse d'adaptation à la pathologie ».

Act Med. Int. Psychiatrie 1997 ; 14 (201) : suppl juin.

Dantzer R.

L'Illusion psychosomatique

Paris : Odile Jacob, Point, 1989.

Folkman S.

« Personal control and stress and coping processes: a theotical analysis ».

Journal of personality and social psychology 1984; 46: 839-852.

Hiecolt-Glazer J. K. et al.

« The social read justment rating scale ».

Journal of psychosomatic research 1967; 11:213_218.

Lazarus R.
Psychological stress and the coping process.
New York : Mc Graw-Hill, 1966.

Lazarus R., Folkman S.
Stress, appraisal and coping.
New York : Spriger, 1984.

Lefcourt H. M., Martin R. A., Saleh W. E.
« Locus of control and social support : interactive moderators of stress ».
Journal of personality and social psychology 1984; 47: 378-389.

Lindsay P. H., Norman D. A.
« Stress et émotion » in : *Comportements humains et traitement de l'information.* Paris : Sciences de la vie, Raget, 1980.

Mannyng R.
Handlyng Synne.

Nuissier J.
In : *Psychologie de la santé*
Paris : PUF, « Psychologie d'aujourd'hui », 1998.

Paulhan I., Bourgeois M.
Stress et coping : les stratégies d'ajustement à l'adversité ;
Paris : PUF, « Nodules ».

Quintard B.
In : *Psychologie de la santé.* Paris : PUF, « Psychologie d'aujourd'hui », 1998.

Rodin J.

Health control and aging. In M M Baltes and P B Baltes ed.

Hillsdale, Erlbaum.

Rotter J. B.

« Generalized expectancies for internal versus external control ».

Psychological monograph 1966; 80: 1-28.

Sandler J. N., Lakey B.

« Locus of control as a stress moderator : the role of control perceptions and social support ».

American journal of community psycholog., 1982; 10: 65-80.

Sarafino E. P.

Health psychology : bio psychosocial interactions.

New York : John Willey and Sons, 1990.

Selye H.

A syndrome produced by diverse nocuous agents.

Nature 1936 ; 32:182.

Selye H.

The stress of life.

Paris : Gallimard, 1956.

Selye H.

Stress in health and disease, reading.

Etats-Unis: Butterworth, 1976.

Steptoe A.

Psychologie de la réaction au stress ; implications cliniques.

Collection scientifique « Stablon », Ardix Laboratoire, 1989.

Steptoe A.

Adaptation à l'environnement : psychologie de la réaction au stress.

Collection scientifique « Stablon », 4, 1991.

4)

COMPLICATIONS LIEES A L'INADAPTATION AU STRESS

Troubles psychiques

❖ Anxiété

Elle représente une conséquence immédiate et fréquente du stress.

L'anxiété est un état affectif pouvant se définir comme « un sentiment pénible d'attente », « une peur sans objet » (Janet) ou comme « le sentiment pénible d'un danger imprécis et mal définissable » (Guyotat, 1978).

Une distinction est faite avec la peur qui est liée à un objet, à quelque chose de précis vis-à-vis duquel on peut s'organiser pour mettre en place une stratégie de défense.

L'anxiété renvoie à un sentiment d'insécurité indéfinissable alors que l'angoisse est rattachée aux manifestations physiques de l'émotion et généralement associée à des symptômes somatiques.

L'anxiété est dite normale quand elle correspond à un mécanisme adaptatif pour surmonter une situation de stress sans que cela retentisse dans les relations avec autrui.
Lorsque les capacités du sujet sont débordées, s'installe le trouble anxieux pathologique qui concerne notre chapitre.

Chez les seniors le trouble anxieux est ignoré dans 50% des cas. Ils ont moins de facilités à exprimer leurs émotions et les manifestations anxieuses sont souvent masquées par des plaintes somatiques

L'anxiété peut se manifester sous forme d'un trouble panique ou d'un trouble anxieux généralisé. Elle peut conduire à des troubles phobiques, des décompensations dépressives et peut s'accompagner d'addictions et de suicides.

➢ **Le trouble panique** se caractérise par la survenue de crises d'angoisse ou d'attaques de panique fréquentes contenant au minimum quatre des signes suivants survenant de façon brutale et atteignant leur acmé en moins de dix minutes, selon le DSM-IV :

- palpitations ;
- transpiration ;

- tremblements ;
- impression d'étouffement ;
- sensation d'étranglement ;
- douleur thoracique ;
- nausées ;
- sensation de vertige ;
- déréalisation ;
- peur de perdre le contrôle de soi ou de devenir fou ;
- peur de mourir ;
- sensation d'engourdissement ou de picotement ;
- frissons ou bouffées de chaleur.

Il y a la peur de nouvelles crises et un changement de comportement en relation avec ces crises.

- **Le trouble anxieux généralisé** est défini par le DSM-IV comme une anxiété ou un souci excessif survenant la plupart du temps durant au moins 6 mois concernant un certain nombre d'événements ou d'activités.

Cette anxiété est associée à trois des six symptômes suivants :

- agitation ou impression d'être survolté ;
- fatigabilité ;
- difficultés de concentration ;
- irritabilité ;

- tension musculaire ;
- perturbation du sommeil.

La difficulté chez les seniors est que les plaintes somatiques prédominent au détriment des plaintes psychiques.

❖ Troubles du sommeil

Ils correspondent à une perturbation de la qualité ou de la quantité de sommeil et comprennent les insomnies, les hypersomnies et les troubles du rythme veille-sommeil.

Chez le déprimé l'endormissement est généralement assez facile, le réveil précoce mais le lever tardif.
L'insomnie dépressive peut également accompagner une symptomatologie dite « d'involution » ou même passer pour un syndrome de fatigue chronique avec morosité, désintérêt, retrait affectif, clinophilie, syndrome de glissement.

L'insomnie anxieuse est souvent représentée par des difficultés importantes à l'endormissement ou par des réveils très précoces. Elle peut aller jusqu'à de véritables phobies du sommeil, celui-ci étant symbolisé comme une petite mort.

Dans l'addiction à l'alcool les troubles du sommeil se retrouvent en dernière partie de nuit. Le sommeil est en effet perturbé par le nombre et la durée des éveils.

❖ Addictions

Les événements de vie engendrant des stress sont susceptibles de provoquer des problèmes de consommation d'alcool et de médicaments psychotropes.

La vulnérabilité physiologique des aînés et l'incompatibilité entre l'alcool et les médicaments qu'ils peuvent prendre augmentent le risque de subir les effets négatifs d'une surconsommation d'alcool.

➢ Alcoolisme tardif

a) Généralités

Deux formes d'alcoolisation chez les seniors peuvent être distinguées.
Celle qui a commencé avant 60 ans et qui va augmenter lors d'un stress et celle qui va débuter dans ces circonstances et que l'on appelle alcoolisme tardif.
L'alcoolisme est un phénomène de société frappant la population dans son ensemble et les seniors n'y échappent pas.

Les seniors, de par un isolement progressif, voient le champ de leurs interactions sociales se rétrécir.
Ils sont donc amenés à désinvestir l'alcool en tant qu'agent de sociabilité (Solms, Paychere, 1983).

Des travaux d'investigation récents de Knox (1971) suggèrent une augmentation de la prévalence de l'alcoolisme chez les seniors, notamment par l'apparition d'un alcoolisme tardif.

L'alcoolisme tardif n'est donc pas un mythe mais une réalité.

b) Significations de l'alcoolisme tardif :

- L'alcoolisme tardif serait le symptôme d'un problème existentiel, souvent corrélé à des difficultés d'adaptation et à un état dépressif.

La consommation d'alcool aurait une vertu anti-stress, et serait une tentative de lutte de même que la prise de nombreux psychotropes (Leger et al., 1981).

L'alcool devient un recours à la solitude et à la dépression.
Rien à voir avec la convivialité ou les prétextes festifs pour s'alcooliser (Archimbault J. et al., 1995).

Le buveur tardif se situe mal face au processus de vieillissement avec ses répercussions dans les domaines physiques, psychologiques et sociaux.

- Pour Solms H. (1983) la « difficulté d'accepter les multiples blessures narcissiques, la baisse de l'énergie vitale, voire la diminution de l'activité intellectuelle et de l'activité sexuelle, la baisse de l'efficience en général, l'image du corps vieillissant et manifestement fragile, entraînent un recours à l'alcool pour exprimer une tentative de récupération ou d'évasion, mais qui risque d'échouer ».

Il se demande si ces multiples blessures narcissiques ne sont que les catalyseurs d'une décompensation psychique provenant du fait que ces personnes n'ont pas réussi à abandonner les liens objectaux anciens et à accepter leur vie telle qu'elle a été vécue. Il leur est alors difficile d'assumer le vieillissement et d'affronter la mort qui ne peut plus être escamotée.

L'alcool va aggraver la désorganisation du fonctionnement psychosocial de ces seniors.

- La vieillesse est l'âge des pertes

Pour Simeone, s'alcooliser va représenter un moyen de lutte contre la perte d'objet.

Le troisième âge est assimilé à une période de pertes et de diminution des possibilités d'adaptation.

La mise à la retraite avec l'altération de l'identité sociale, les changements familiaux avec le départ des enfants, la redéfinition des relations au sein du couple, les divorces, les séparations avec leurs conséquences affectives et matérielles, l'isolement et la solitude sont autant des pertes que des blessures narcissiques.

- Moyen de lutte contre une menace identitaire

L'identité se construit tout au long de l'existence, et est mise en question par la confrontation de la similitude et de la différence (Burtin et al., Sheer, 1996).

Cette identité personnelle peut être ébranlée par la survenue de cas de démence dans la famille.

L'effet dépressogène de la démence sur la famille perturbe les relations affectives organisées dans l'histoire familiale. (Simeone, 1989).

Le senior se trouve parfois confronté à une modification de l'image réelle ou symbolique des parents, ou à celle d'un conjoint jusque-là valorisée et inductrice de désir.

Cette démence entraîne parfois honte, culpabilité, stress et réouvre des failles narcissiques chez les seniors.
L'acoolisation va alors renvoyer à une notion de perte d'identité.

- Réaction à un deuil difficile avec tentative de liquidation dans une alcoolisation massive.

Parfois il n'existe pas de « travail de deuil » de « liquidation du deuil », et alors on boirait avant même que toute dépression ne s'organise, pour éviter tout manque, toute perte.

Dans l'acte de boire, le senior ferait l'économie d'une élaboration dépressive (Burtin, 1996).

- Pour Perrier et Thanahol, « arroser un travail de deuil peut créer l'homologue d'une mélancolie, si la perte de l'objet aimé concerne le perdant dans son **être** et dans son **avoir** ».

En s'empoisonnant itérativement et passionnellement jusqu'à ce que mort s'ensuive, c'est de lui-même et pas de l'image de l'autre que l'alcoolique fait interminablement le deuil.

- Finalité d'autothérapie

Dans ces alcoolismes tardifs, l'alcool par ses effets d'abolition de la dimension temporelle, par l'émoussement de la perception d'un avenir sans projet, pourrait avoir une finalité d'autothérapie.

La recherche n'est pas la convivialité mais le besoin d'apaiser en solitaire la souffrance, la tension interne qui résultent de l'inquiétude d'un avenir incertain (Archimbault, Chabaud, 1995).

- L'alcoolisme tardif serait pour Burtin un équivalent suicidaire car il ne laisse pratiquement aucun délai à la déchéance, et en institution cet alcoolisme peut devenir une réponse aux frustrations.

Les seniors sont d'autant plus vulnérables à l'alcool qu'ils présentent des problèmes de santé caractéristiques de leur âge.
Les principaux problèmes liés à la consommation abusive d'alcool chez les seniors sont :

- une altération du système immunitaire avec une diminution des capacités à réagir contre les infections ;
- une augmentation de l'incidence des cancers notamment de l'œsophage ;
- l'hypertension artérielle, les troubles du rythme cardiaque, l'infarctus du myocarde et les cardiomyopathies ;
- les accidents vasculaires cérébraux ;

- la cirrhose et autres maladies du foie ;
- la malnutrition.

Le taux de mortalité par maladie cirrhotique est de 45% pour les seniors contre 22% pour le reste de la population.

Le dépistage est difficile et la consommation dangereuse est souvent décelée par une autre personne.

Ces difficultés d'adaptation à des changements sur les plans du travail, des relations familiales et de la santé peuvent donc entraîner des problèmes d'alcool chez les seniors.
Ces changements le plus souvent liés à une perte vont engendrer une douleur émotionnelle ou physique.
Des gens de tout âge vivent des pertes, mais chez les seniors ces pertes sont souvent cumulatives.
La consommation d'alcool peut alors être perçue comme une compensation à ces pertes qui sont vécues comme un deuil ou un stress avec un sentiment d'impuissance.

- Médicaments

Plus de 70% des seniors sont sous traitement par des tranquillisants et des sédatifs. L'alcool peut interférer avec ceux-ci comme avec l'ensemble des médicaments.

Ces interactions alcool-médicaments peuvent être dangereuses voire mortelles.
Les seniors ont par ailleurs un risque accru de chute et de confusion avec de petites doses d'alcool associées à la prise de psychotropes.

❖ Dépression

➢ **Un épisode dépressif majeur** est un trouble de l'humeur défini par le DSM-IV par la présence pendant au moins deux semaines de cinq symptômes ci-dessous avec au moins une humeur dépressive ou une perte d'intérêt :

- humeur dépressive présente pratiquement toute la journée et presque tous les jours ;
- diminution marquée de l'intérêt ou du plaisir pratiquement toute la journée, presque tous les jours ;
- perte ou gain de poids ;
- insomnie ou hypersomnie ;
- fatigue ou perte d'énergie ;
- sentiment de dévalorisation ou de culpabilité excessive ;
- diminution de l'aptitude à penser ou à se concentrer ;
- pensées de mort récurrentes, idées suicidaires récurrentes.

Ces symptômes induisent une souffrance ou une altération du fonctionnement social, professionnel ou dans d'autres domaines importants.

La dépression chez les seniors s'avère souvent méconnue, ou mal identifiée car il est souvent difficile de distinguer ce qui ressort de la dépression ou d'un processus de vieillissement.
Les symptômes dépressifs sont souvent attribués à la comorbidité contemporaine du vieillissement et à l'acceptation trop facile que cette période de la vie s'accompagne inéluctablement d'une certaine tristesse.
Ainsi la dépression du senior est sous-évaluée et insuffisamment traitée.

L'absence d'une prise en charge précoce et adaptée aggrave la dépression mais également la ou les pathologies somatiques associées et peut évoluer vers un suicide plus fréquent à cet âge.

La dépression du senior prend à côté d'une présentation qui correspond souvent à celle de l'adulte des formes spécifiques que l'on qualifie de « dépressions masquées » qu'il est important de repérer pour améliorer le dépistage et le traitement.
En médecine générale, 30% des seniors qui consultent présentent un symptôme dépressif.

La consultation est souvent motivée par une ou des plaintes somatiques de sorte que l'identification du trouble dépressif peut passer inaperçue.
Une somatisation d'apparition récente chez les seniors doit faire penser à une dépression.

En institution le taux de prévalence de la dépression atteint 40%.
La dépression non traitée empêche la résolution des problèmes somatiques concomitants comme la perte d'appétit ou les douleurs physiques, allonge le temps d'hospitalisation et altère le protocole thérapeutique.

L'âge ne constitue pas en soi un facteur de fragilité pour la survenue d'un état dépressif.
En revanche le poids des facteurs psychosociaux et la polypathologie liée au vieillissement sont primordiaux.

Il existe une symptomatologie spécifique de la dépression chez les seniors.
Elle est souvent moins franche et évidente que chez les plus jeunes.
Il faut préciser que certains seniors ont eux-mêmes des difficultés à se reconnaître comme déprimés et à s'en plaindre.
Il est souvent difficile devant certains symptômes de savoir s'ils sont liés seulement au vieillissement ou à un processus dépressif.

La dépression peut donc prendre des allures différentes. Elle est très souvent masquée et prend plusieurs formes (Clement, Darthout, 2002).

- Masque somatique

La plainte somatique peut être légitime en référence à des affections physiques.

Mais ces préoccupations somatiques reflètent également un accès dépressif dans 30% des cas.

Parfois les plaintes somatiques dominent la scène clinique et masquent les symptômes plus spécifiquement dépressifs.

Les douleurs cardiovasculaires et ostéo-articulaires sont souvent mises en avant.

- Masque hypocondriaque

Les plaintes hypocondriaques sont principalement urinaires, gastro-intestinales et la demande d'examens est fréquente.

- Masque délirant

30% des personnes qui délirent ont une dépression.

Une symptomatologie délirante peut prendre le devant de la scène avec des idées de préjudice, de persécution et de jalousie.

Parfois s'ajoutent des phénomènes hallucinatoires auditifs et visuels.

➢ Masque hostile

Des troubles du caractère et du comportement comme l'agressivité, les conduites d'opposition, la méfiance doivent évoquer également un processus dépressif.

➢ Masque anxieux

Une symptomatologie anxieuse peut masquer la dépression conduisant parfois à la prise d'anxiolytiques durable.

C'est une anxiété qui survient sans raison apparente et qui peut s'exprimer :

- par des accès d'angoisse inexpliqués ;
- soit par une grande inhibition avec symptômes phobiques invalidants et hystériques (peur de sortir, peur de déglutir). La personne a peur de tout, geint, et le risque est qu'elle ne sorte plus de chez elle ;
- l'anxiété peut générer des symptômes d'allure confusionnelle.

Ces complications anxieuses peuvent conduire à une institutionnalisation.

➢ Masque démentiel

Un certain degré d'altération des fonctions cognitives est associé avec les processus du vieillissement.

La dépression s'accompagne également de troubles cognitifs, marqués chez plus de 25% des déprimés de plus de 65 ans.

A l'extrême, se réalisent des tableaux d'allure démentielle.

Le sujet est désorienté, ne mémorise plus, exprime un vide intellectuel, se montre maladroit dans les activités quotidiennes, ne reconnaît plus certains objets ou personnes, et son discours peut devenir incompréhensible.

Le comportement est souvent perturbé.

Ces perturbations intellectuelles provoquées par la dépression peuvent être quantitativement importantes et faire évoquer le diagnostic de démence.

- Masque conatif

Ce trouble conatif renvoie à un manque de motivation, de volonté de mise en action. C'est donc une dépression centrée sur la démotivation.

Il y a alors un désengagement affectif et relationnel, un sentiment d'inutilité d'être, un renoncement.

Il en résulte des négligences envers soi-même et autrui.

Le sujet va progressivement être en proie à une régression qui va entraîner une dépendance de plus en plus importante.

La dépression conative est aussi marquée par une perte de la volonté de l'amorçage de l'action et par une grande apathie.

C'est une forme fréquente en institution pouvant aller jusqu'au syndrome de glissement avec :

- altération de l'état général ;

- perte d'appétit ;
- amaigrissement et déshydratation ;
- pas d'évocation d'idées suicidaires, mais semble pourtant se laisser mourir.

Ce diagnostic de dépression chez les seniors comporte certains pièges car devant certains symptômes il est parfois difficile de savoir s'ils sont liés seulement au vieillissement ou à un processus dépressif.

❖ Suicide

Au-delà de 65 ans le suicide représente un tiers de l'ensemble de tous les suicides.
Plus l'âge augmente plus le suicide est fréquent mais différent selon le sexe.

L'âge en lui-même n'est pas suicidogène. Mais il existe une augmentation et une sommation de facteurs de risque prédisposant au suicide avec l'âge (stress, maladies douloureuses, deuil, solitude, troubles de l'adaptation).

Chez les seniors, le taux de suicide est le double de celui de la population générale et la dépression en est la principale cause dans 80% des cas contre environ 30% des cas chez les victimes plus jeunes.

En France le taux de suicide chez les hommes de 84 ans et plus est dix fois plus élevé que chez les 15/24 ans.
Les hommes se suicident 3 fois plus que les femmes.
La qualité du réseau de soutien social est un facteur déterminant.
Rappelons que 75% des seniors suicidaires ont consulté un médecin dans le mois de leur suicide.

Troubles somatiques

Les principaux où le stress joue un rôle reconnu sont les maladies :

- cardiovasculaires :
    - hypertension artérielle ;
    - maladie coronarienne.
- digestives :
    - gastrite et ulcère de stress ;
    - rectocolite hémorragique ;
    - maladie de Crohn ;
    - colopathies spasmodiques.
- neurologiques :
    - migraines ;
    - céphalées de tension.

❖ pulmonaires :

- asthme.

❖ immunitaires endocriniennes.

- moindre résistance et fragilité aux infections.

❖ dermatologiques :

- dermites de contact ;
- psoriasis ;
- urticaire.

❖ endocriniennes :

- diabète ;
- thyroïde.

BIBLIOGRAPHIE

Archimbault J. C., Chabaud A.

Alcoologie. Abrégés Masson, 1995.

Blose I.

« The relationship of alcohol to aging and the elderly ».

La Revue de gériatrie 1994 ; Tome 19, n°13.

Burtin J. M., Scheer C.

« Alcoolisme et trouble de l'identité chez la personne âgée ».

Psychologie médicale 1996 ; N°35-37.

Clement J. P., Darthout N.

Guide pratique de psychogériatrie. Masson 2002.

DSM-IV

Manuel diagnostic et statistique des troubles mentaux.

American psychiatrics association. Paris : Masson, 1978.

Guyotat J. *Psychothérapies médicales.* Paris : Masson, 1978.

Janet P. *Les Névroses.* Paris : Flammarion, 1909.

Knox W. Y.

« Attitudes of psychiatrics and psychologists toward alcoholics ».

Am. J. psychol. 1971 ; 127 :1675-1729.

Leger J. M., Bourlot D., Lombertie R., Malauzat D.

« L'Acoolisme chez la personne âgée. » *Psychogériatrie* 1981 ; tome1, N°1.

Perrier F.

Thanatol. Paris : Gallimard, 2004.

Simeone I., Thome A.

Effets dépressogènes de la démence sur la famille.

Maloine, 182-188, 1989.

Solms H., Paychere J. M.

« Alcoolisme » in : *Gerontologie.* Paris : Masson, 363-374, 1983.

5)

LES CROYANCES INTERNES ET EXTERNES
ou

LIEU DE CONTROLE

Définition

Rotter en 1966 décrit la théorie du « lieu de contrôle ».

Cette notion renvoie à la perception qu'a un individu de ce qui lui arrive.

S'il considère que l'événement dépend de son propre comportement ou de ses caractéristiques personnelles relativement stables, nous disons qu'il s'agit d'une croyance ou d'un lieu de « *contrôle interne* ».

Si, au contraire, il perçoit cet événement comme ne dépendant pas de lui, mais qu'il est le fait de la chance, du destin, ou d'autres interactions, on dit qu'il s'agit d'une croyance ou d'un lieu de « *contrôle externe* ».

Phares (1976) présente la théorie de Rotter comme une « théorie faite pour rendre compte de la complexité des comportements humains en permettant de comprendre pourquoi, parmi la variété des comportements potentiels que peut effectuer un individu, il réalise tel ou tel comportement particulier ».

Cette conception s'est par la suite enrichie des travaux de Levenson, de Paulhus, (1983) et Dubois (1987) pour qui le lieu de contrôle traduit « le degré de représentation qu'a un individu du lien qui existe entre ses comportements, ses caractéristiques personnelles et les renforcements positifs ou négatifs qu'il perçoit ».

Elle a un but prédictif : « déterminer pour un individu donné, parmi tous ses comportements potentiels, celui qui a le plus de chances de se produire ».

Evaluation du lieu de contrôle

- Echelle de Rotter du « lieu de contrôle »

Parmi les moyens d'investigation, l'échelle de Rotter (1966), concepteur du « lieu de contrôle », est la plus utilisée.

Elle est établie en 1966. Elle mesure le degré d'internalité et d'externalité du « lieu de contrôle », c'est-à-dire la caractéristique bipolaire de la personnalité.

Elle permet donc de différencier les individus selon leurs croyances.
Si les renforcements, c'est-à-dire la perception de ce qui arrive, sont sous leur propre contrôle, on parle de lieu de « contrôle interne ».
S'ils dépendent de facteurs externes qu'ils ne maîtrisent pas, on évoque un lieu de « contrôle externe ».

- Echelle de Dubois

En France, les travaux consacrés à la mesure du lieu de contrôle ont débuté en 1982 avec Oléron et Soubitez avec une échelle consacrée aux enfants.

En l'absence d'échelle française pour adultes. Nicole Dubois (1985) a élaboré et validé une échelle française de mesure du lieu de contrôle.
Nous l'utiliserons pour notre enquête.

Elle se réfère également à l'explication « interne », lorsque ce qui arrive est vu comme le résultat de facteurs contrôlés par l'individu comme les « efforts », ou à l'explication « externe », lorsque les renforcements sont attribués à des forces échappant à ce contrôle comme la « chance » ou le « hasard ».

Cependant elle détaille davantage ces deux types de renforcement en répertoriant les différentes causes habituellement évoquées par les individus pour expliquer leurs renforcements (hasard, chance, destin, autres tout-puissants, obstacles objectifs, capacité, effort).
Elle les ordonne le long d'un continuum allant du pôle externe à un pôle interne.

Elle distingue ainsi :

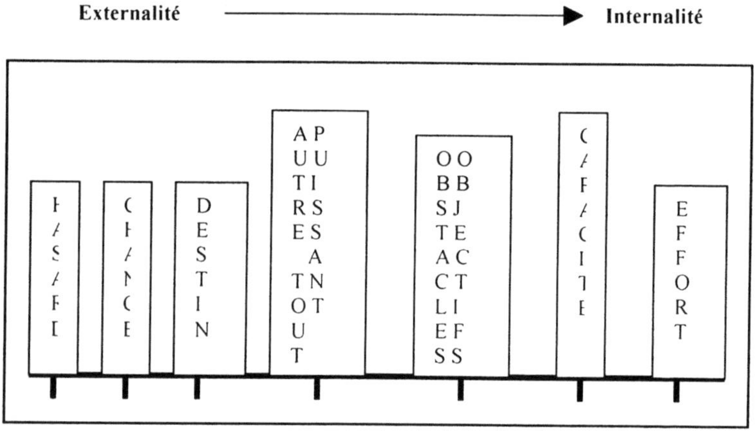

- *Hasard :* cette croyance est la forme la plus pure de l'externalité.

Les renforcements sont perçus comme totalement hors de sa propre action.

- *la chance* : elle est vue comme un attribut que l'on possède ou non.
- *l'invocation du destin* : explication également de type externe où le destin échappe à notre propre contrôle.
- *les autres tout-puissants* : il ne s'agit pas là de puissances divines inabordables, mais d'individus qui, par leurs pouvoirs, sont rendus responsables de nos renforcements.
- *les obstacles objectifs* : ils échappent également au contrôle de l'individu. (Il n'y est pour rien s'il est noir ou invalide.)
- *les capacités et les efforts* se situent bien évidemment sur le versant interne.

L'échelle présente au total 42 items et l'ordre des questions a été tiré au hasard.

Sur les 42 items, 14 sont de remplissage et uniquement 28 items sont pris en compte.
Ils correspondent aux sept sources d'explications citées : le hasard, la chance, le destin, les autres tout-puissants, la capacité, les obstacles objectifs.

Pour notre travail, nous prendrons en considération :

- le score global d'internalité (maximum 28) ;
- le score d'internalité pour les sources de renforcement « capacité » et « effort ».

A l'exception d'une étude faite chez l'enfant l'ensemble des publications et ouvrages concernant le lieu d'attribution en langue française sont attribués à Nicole Dubois.

(Echelle du lieu de contrôle, Dubois, 1985)

1- Si vous bénéficiiez de conditions de vie faciles vous réussiriez nécessairement à vos examens.
2- Faire des projets est indispensable à l'organisation.
3- Si vous échouez à vos examens c'est parce que vous n'avez pas les aptitudes requises.
4- Lorsque vous arrivez à vous imposer dans un groupe c'est parce que vous avez eu la chance d'arriver au bon moment.
5- Il vous semble préférable de dissimuler vos fautes.
6- Si votre valeur n'est pas reconnue c'est parce que vous n'avez pas cherché à la faire reconnaître.
7- La plupart de vos échecs aux examens est une question de malchance.
8- Vous attribuez un rôle décisif à l'hérédité dans la détermination de votre personnalité.
9- Si vous avez des succès amoureux, vous les devez à votre personnalité.
10- Si vous êtes dans la solitude c'est parce que les circonstances vous l'imposent.
11- Pour peu que vous vous en donniez la peine vous pouvez avoir une influence sur les décisions politiques.
12- Votre réussite vous la devez toujours aux protections dont vous bénéficiez.

13- Il y a des jours marqués où il vaut mieux pour vous ne rien entreprendre.

14- Selon vous il y aura toujours des catastrophes naturelles.

15- Lorsque vous réussissez vos examens c'est parce que vous possédez les aptitudes nécessaires.

16- La plupart de vos échecs scolaires sont liés à des événements fortuits.

17- Il vous est difficile de contrôler ce qui se passe autour des hommes politiques au pouvoir.

18- Si vous ne parvenez pas à vous imposer comme leader c'est parce que vous jouez de malchance.

19- La réussite à vos examens est directement liée à la quantité et à la qualité de votre travail.

20- Selon vous avec un peu d'effort on pourrait supprimer la corruption dans les affaires politiques.

21- S'il existe une incompatibilité d'humeur entre l'enseignant et vous, votre examen se soldera par un échec.

22- Chaque fois que vous rencontrez des amis, c'est au hasard que vous le devez.

23- Vous pensez qu'il est inutile de prévoir trop loin, car les choses se passent rarement comme vous le voulez.

24- Si vous avez une tête qui revient à l'examinateur, vous obtiendrez une note élevée à un examen oral.

25- Vous ne pouvez qu'échouer à vos examens si vous êtes dans un mauvais jour.

26- Pour vous un bon leader est celui qui attend des gens qu'ils décident par eux-mêmes de ce qu'ils doivent faire.

27- Pour peu que vous disposiez des moyens nécessaires à l'organisation d'une vie sociale, vous aurez obligatoirement des amis.

28- Lorsque vous n'arrivez pas à vous entendre avec d'autres c'est en raison d'événements purement fortuits.

29- Vous estimez que la plupart des malheurs proviennent de l'incompétence, de l'ignorance, de la paresse ou des trois.

30- Si vos conditions de vie étaient difficilement compatibles avec la préparation de vos examens, vous ne pourriez qu'échouer.

31- Si vous vous en donnez la peine, vous arriverez toujours à être apprécié.

32- Vous êtes toujours prêt à reconnaître vos erreurs.

33- Il y aura toujours dans votre vie des gens suffisamment puissants pour vous empêcher de réussir ce que vous entreprenez.

34- Vous réussissez nécessairement à vos examens si vous êtes dans un bon jour.

35- Les expériences quotidiennes que vous faites déterminent ce que vous êtes.

36- Il y a des jours particuliers dans votre vie où tout ne peut que vous réussir.

37- Si vous avez des déboires amoureux cela est dû à votre personnalité.

38- Vous considérez que notre monde est gouverné par un petit noyau de gens qui ont le pouvoir et les autres n'ont pas grand-chose à y voir.

39- Si vous obtenez vos examens à la première session c'est parce que vous faites partie des plus chanceux. Vous avez eu la chance de tomber sur de bonnes questions.

40- Si vous échouez à vos examens c'est en raison d'une insuffisance de travail et de persévérance de votre part.

41- Pour vous un bon leader est celui qui définit à chacun ce qu'il doit faire.

42- Chaque fois que vous réussissez dans vos études, il vous faut remercier le hasard.

Répartition des items en fonction des sept sources de renforcements et des critères Internalité / Externalité.

Hasard : n° 42, 16, 22,28

Chance : n° 39, 7, 4,18

Destin : n° 34, 25, 36,13

Autres tout-puissants : n° 24, 21, 12,33

Obstacles objectifs : n° 1, 30, 27,10

Capacités : n° 15, 3, 9,37

Efforts : n° 19, 40, 31,6

Nous compléterons le résultat de ses travaux avec notre recherche chez les seniors.

Caractéristiques des croyances internes ou externes

❖ Introduction

Selon Rotter, le concept de « lieu de contrôle » permet donc de différencier deux populations distinctes en matière de croyance : les « internes » et les « externes » avec pour corollaire des différences en matière de comportement.

De nombreuses études menées avec l'échelle qui porte son nom aboutissent à des résultats concordants, à savoir le lien étroit existant entre un « lieu de contrôle interne » et le fait de percevoir une situation comme contrôlable (Parkes, 1984, Folkman, 1984).

Selon ces auteurs, face à une situation aversive, un individu possédant un lieu de « contrôle interne » évalue davantage la situation comme contrôlable que ne le ferait un individu ayant un lieu de « contrôle externe ».
Le « contrôle interne » atténue les perturbations psychologiques induites par l'agent stressant. (Cohen, Edwarch, 1989).
C'est le renforcement positif par excellence.

Les sujets ayant un lieu de contrôle externe sont décrits comme plus vulnérables aux agents stressants.

Ils ont tendance à percevoir les événements qui leur arrivent comme incontrôlables et amplifient leurs perturbations.

❖ Croyances et réussite

Les sujets « internes » sont plus efficaces que les sujets « externes ».

Les raisons d'une telle réussite sont :

- la motivation ;

- le besoin de réussite plus accentué ;
- et un meilleur traitement de l'information.

On ne peut que résumer les travaux de Dubois (1987).
Cette relation entre internalité et réussite se remarque dès l'école et par la suite dans la vie professionnelle où les individus « internes » obtiennent souvent un statut professionnel supérieur à celui des « externes » (Spectoe, 1982).

Les « internes » recueillent plus efficacement l'information et savent tirer un meilleur profit des informations dont ils disposent.
Ils sont plus efficaces dans l'acquisition et le traitement de l'information.

Les « externes » ne ressentent pas la nécessité de se documenter, puisque de toute façon d'après eux les informations qu'ils pourraient acquérir et utiliser ne changeraient rien au cours des événements.

Pour Phares (1976), puisque les « internes » attribuent les succès à leurs efforts, à leurs capacités, et leurs échecs à un manque à l'un ou l'autre de ces deux niveaux, on peut penser que les renforcements jouent pour eux le rôle de feed-back en les informant sur leur niveau d'effort ou de compétence.

Un « interne », en cas d'échec, abaissera son niveau d'expectation pour ne pas reconduire une expérience émotionnelle désagréable.

En cas de succès, il aura tendance au contraire à augmenter son niveau d'aspiration afin d'éprouver un sentiment de satisfaction encore plus important.

Les « internes » utilisent leurs expériences antérieures comme sources d'informations.

Les « externes » se situent à l'opposé.

❖ Croyances et adaptation sociale

Phares en 1954 met en évidence que les « internes » et les « externes » ont également un comportement différent dans les conduites sociales.
Les « internes » se conforment moins facilement que les externes à l'opinion d'un groupe et sont moins facilement conditionnables.

Ils sont plus à l'aise dans le rôle de chef et viennent plus volontiers en aide à leurs semblables que les « externes ».

Les « internes » exercent un contrôle plus efficace sur leur environnement et sur les gens qu'ils côtoient.

❖ Croyances et adaptation aux situations stressantes

Les « internes » s'adaptent mieux aux situations stressantes que les externes, ce qui implique de leur part un meilleur contrôle émotionnel.

Anderson (1977) constate que :

- une même situation stressante n'est pas perçue de la même façon par les « internes » et les « externes ». Ces derniers s'adaptant beaucoup moins bien à la situation que les premiers ;
- les « externes » sont plus sensibles au stress que les « internes » ;
- les externes réagissent moins bien que les « internes » puisqu'ils présentent à la fois un nombre plus important de réactions émotionnelles, entre autres l'anxiété, et un nombre plus restreint de comportements réellement adaptés à la situation.

Pour Kobasa, « l'individu qui a un score élevé d'internalité va de l'avant, réagit de façon positive aux coups durs en s'engageant dans de nouvelles activités ce qui entraîne des effets positifs sur sa santé ».

A l'opposé, un individu qui se caractérise par un score élevé d'externalité subit son sort, réagit davantage au stress par une plus grande intropunitivité et par l'expression de réactions peu constructives.

Il s'avère par conséquence plus prédisposé aux maladies.

Une plus grande maîtrise de soi semble être l'apanage des « internes ».

❖ Croyances et réactions émotionnelles

En 1976, Lefcourt et Phares soulignent la mise en évidence d'une corrélation entre externalité et anxiété.
Les « externes » se jugeant comme des individus anxieux.

Pour Butterfield (1964) et Feather (1967), l'anxiété des « externes » peut être un facteur explicatif de leur mauvaise adaptation.

Ils montrent que chez les « externes » l'anxiété ne joue pas un rôle positif motivationnel mais inhibiteur.

Les « externes » se caractérisent effectivement par une moins bonne adaptation que les internes en raison de réactions émotionnelles moins bien contrôlées.

On retrouve ces différences au niveau des manifestations physiologiques de l'émotion avec une plus forte activité du système sympathique chez les « externes ».

❖ Croyances et personnalité

L'externalité est souvent associée à l'anxiété et aux difficultés d'adaptation.

Levenson (1973) et Morreli (1979) confirment cette hypothèse d'une relation entre externalité et les conduites pathologiques.

Les « internes » sont moins sujets que les « externes » aux troubles de la personnalité et du comportement.

❖ Croyances et âge

Dès que les chercheurs se sont intéressés à l'orientation du « lieu de contrôle » chez les enfants et les adolescents, ils ont constaté l'existence de différences liées à l'âge.

Les résultats témoignent d'une plus grande internalité des enfants les plus âgés.

Un tel constat fut relié au développement des compétences.

Etant donné qu'en grandissant l'enfant acquiert des compétences de plus en plus étendues, donc réussit de mieux en mieux à s'adapter à son environnement, les réussites rencontrées constituent autant de renforcements positifs de la perception d'un contrôle personnel.

Cette explication a conduit les chercheurs à considérer l'âge comme un facteur nécessairement associé aux changements dans l'orientation des croyances en matière de contrôle des renforcements dans le sens d'un accroissement de l'internalité avec l'âge.

Le constat d'une telle variation de l'internalité en fonction de l'âge a eu pour conséquence de mieux étudier l'évolution du « lieu de contrôle chez l'enfant ».

Dès le début des travaux on fit l'hypothèse d'une évolution graduelle de l'enfant vers l'internalité.

Les auteurs ne rejettent jamais l'hypothèse d'une évolution graduelle de l'internalité avec l'âge, même lorsque les différences ne sont pas significatives.

Oleron et Soubitez, en 1982, maintiennent également la croyance en la loi de l'évolution graduelle de l'enfant vers l'internalité.

Sherman, en 1984, sur une étude avec des enfants de 8 à 13 ans, trouve comme prévu que les enfants plus âgés sont globalement plus « internes » que les plus jeunes.

❖ Croyances et sexe

Oleron et Soubitez, dans leur étude chez les enfants, retrouvent chez les filles davantage de réponses « internes ».

Chez l'adulte, ce qui ressort est que les sujets de sexe féminin ont tendance à être plus « externes » que ceux du sexe masculin.

Conclusion

Nous conclurons cette présentation du lieu de contrôle en rappelant les théories précisées par Rotter (1975, 1986) et reprises par Dubois (1987) :

- il s'agit d'une variable générale de la personnalité ;
- plus précisément d'une croyance générale de contrôle, donc indépendante d'une situation particulière ;
- il traduit le degré de représentation qu'a un individu du lien qui existe entre ses comportements et les renforcements positifs ou négatifs qu'il reçoit.

BIBLIOGRAPHIE

Cohen S., Edwards J. R.
« Personality characterized as moderators of relationship between stress and disorder ». In: RWJ Neufeld Ed. *Advances in the investigation of psychological stress*. New York : Willey and sons, p235-282, 1989.

Dubois N.
« Une échelle française d'évaluation du « locus of control »».
Revue de psychologie appliquée 1985 ; 35 (4) : 215-233.

Dubois N.
La Psychologie du contrôle : les croyances internes et externes.
Presses universitaires de Grenoble, 1987.

Folkman S.
« Personal control and stress and coping process; a theorical analysis ».
Journal of personality and social psychology 1984; 46: 839-852.

Kobasa S. C., Maddi S. R., Kahm S.
« Hardiness and health: a prospective study ».
Journal personality an social psychology 1982;42: 168-177.

Lefcourt H. M.
Locus of control: currents trends in theory an research.
Hillsdale: Erlbaum, 1976.

Levenson H. « Activism and powerful others: distinction within the concept of internal external control ».
Journal of personality assessment 1974; 38: 377-383.

Oleron P., Soubitez M. C.
« Influence des variables âge, sexe sur l'évaluation du "locus of control" pour enfants d'âge scolaire ».
Rev. Psycho. Appl., 198;, 32: 91-104.

Parkes K. R. « Locus of control cognitive appraisal and coping, in stressful episodes ». *Journal of personality and social psychology* 1984; 42: 655-668.

Paulhus D. « Sphere specific measures of perceived control ».
Journal of personality and social psychology 1983. 44: 1253-1265.

Phares E. J. *Locus of control personality.* Morristown : general learning stress. 1976.

Rotter J. B. « Generalized expectancies for internal versus external control of renforcement ». *Psychological monograph* 1966; 80: 1-28.

Rotter J. B.
« Some problems and conceptions related to the construct of internal versus external control of reinforcement ».
Journal of consulting and clinical psychology 1975; 43: 56-67.

Spector P. E. « Behavior in organisation as a function of locus of control ».
Psychological bulletin 91 ; 482-497.

6)

LES STRATEGIES D'ADAPTATION AU STRESS
ou
COPING

Définition

Ce concept a été élaboré en 1978 par Lazarus et Launier.
Il est défini actuellement comme « l'ensemble des efforts cognitifs et comportementaux destinés à maîtriser, réduire ou tolérer les exigences qui menacent ou dépassent les ressources d'un individu ».

L'étude des stratégies d'adaptation ne cherche plus à décrire les réactions de stress par les événements auxquels le sujet est exposé, c'est-à-dire des stresseurs, mais par la façon dont il gère la situation (Paulhan, 1992).

Pour Dantzer (1989) le critère de stratégies d'adaptation réussie chez l'animal est la survie.

Paulhan fait également référence dans un premier temps au modèle animal où les stratégies d'adaptation constituent une « réponse comportementale acquise » face à une menace vitale, comme par exemple la fuite ou l'attaque.
Dans un deuxième temps, elle fait référence à la psychologie du moi.
Les stratégies d'adaptation sont apparentées aux défenses du Moi, c'est-à-dire à un ensemble d'opérations cognitives inconscientes dont la finalité est de diminuer ou supprimer tout ce qui peut susciter le développement de l'angoisse.

Avec d'autres elle affirme qu'une définition complète des stratégies d'adaptation nécessite d'inclure à la fois les fonctions de régulation émotionnelle et de résolution du problème, c'est-à-dire des stratégies inconscientes et conscientes que l'individu met en place pour s'ajuster à un événement qu'il perçoit comme menaçant (Cohen et al. 1986).

Par ailleurs certains auteurs ont envisagé les stratégies d'adaptation comme un trait de personnalité. C'est-à-dire que certaines caractéristiques stables de la personnalité prédisposeraient l'individu à faire face au stress d'une certaine façon (Wheaton, 1983).
Mais cette hypothèse selon laquelle un individu se comporte toujours de manière identique quel que soit l'événement n'a pu être validée.

Avec d'autres auteurs elle confirme qu'il paraît difficile d'envisager les stratégies d'adaptation d'un point de vue statique et que les traits de personnalité s'avèrent à eux seuls insuffisants pour prédire la manière dont un individu fait face au stress.

Notre recherche le confirmera auprès des seniors.

Ainsi une autre théorie, une théorie « transactionnelle » du stress, est envisagée.

Pour les tenants de cette théorie, le stress ne réside donc ni dans l'événement, ni dans l'individu, mais dans une « transaction » entre l'individu et l'environnement.

Cette théorie s'inscrit dans la perspective de rendre tolérable la tension induite par une situation aversive.

C'est une interaction avec les modérateurs, permettant ou non au sujet d'affronter avec succès la situation et se traduisant ou non par une issue favorable.

Pour Paulhan et al. (1994), les caractéristiques du stresseur n'indiquent donc pas l'intensité du stress qu'un individu peut éprouver. Selon eux, dans le modèle transactionnel du stress, les stresseurs passeraient à travers une série de « filtres » qui auraient pour fonction de modifier l'événement stressant et donc d'amplifier ou de diminuer la réaction de stress.

Selon Folkman et Lazarus (1988) ces filtres agiraient comme des médiateurs de la relation événement stressant et détresse émotionnelle.

Ainsi selon ces auteurs, deux processus médiatisent la relation entre l'environnement et l'individu : l'évaluation et les stratégies d'adaptation.

Parcourons avec Paulhan, Nuissier et al. (1994) ces caractéristiques.

L'évaluation

L'évaluation est un processus cognitif à travers lequel un individu évalue de quelle façon une situation particulière peut mettre en danger son bien-être et quelles sont les ressources de stratégies d'adaptation disponibles pour y faire face.

Lazarus et Folkman (1984) distinguent deux formes d'évaluation :

- l'évaluation primaire par laquelle l'individu évalue ce qu'il y a en jeu dans la situation (perte, défi…) ;
- l'évaluation secondaire par laquelle l'individu se demande ce qu'il peut faire pour remédier à la perte, à la menace ou obtenir un bénéfice.

L'évaluation oriente les stratégies d'adaptation face à la situation stressante.

Ne pouvant régler les événements,
je me règle moi-même.
Montaigne, *Essais*

En 1988, Folkman et Lazarus (1988) relient les processus d'évaluation à :

- des caractéristiques personnelles antérieures (ressources personnelles) ;
- des variables environnementales ou contextuelles ;
- les caractéristiques de la situation (nature du danger, imminence, durée) ;
- les ressources sociales ou soutien social.

Un niveau élevé de soutien social augmente la contrôlabilité perçue, émousserait les effets du stress et rendrait l'individu davantage à même de faire face à celui-ci (Spacapan, 1988).

Les facteurs environnementaux ont un impact non négligeable sur l'évaluation que l'individu fait de ses capacités de contrôle, ce qui oriente le choix des stratégies d'adaptation pour faire face à la situation.

Classification des stratégies d'adaptation

Face aux événements stressants, deux stratégies d'adaptation sont possibles :

- celle dont l'objectif est de diminuer directement la tension émotionnelle en ne changeant en rien le problème, c'est la stratégie d'adaptation « centrée sur l'émotion » ;
- celle qui va modifier la situation qui provoque la détresse, c'est la stratégie d'adaptation « centrée sur le problème ».

Selon de nombreux auteurs, les personnes qui attribuent ce qui leur arrive à des croyances internes et contrôlables (effort par exemple) utilisent davantage de stratégies d'adaptation centrées sur le problème que les personnes qui attribuent ce qui leur arrive à des croyances externes (Lazarus, Folkman, 1984).

Les stratégies d'adaptation centrées sur le problème sont davantage utilisées si la situation est évaluée comme susceptible de changer ou d'évoluer, alors que les stratégies d'adaptation centrées sur la diminution de la tension émotionnelle le sont davantage si la situation est évaluée comme ne pouvant plus être transformée ou comme incontrôlable.

Ces deux formes de stratégies d'adaptation sont utilisées dans la plupart des situations de stress, et la proportion relative de chaque forme varie selon l'évaluation de l'événement.

Efficacité des stratégies d'adaptation

Selon Laborit (1980) « si le contrôle de l'événement est efficace, peu de perturbations biologiques, physiologiques ou comportementales en résultent ».

De nombreux auteurs précisent qu' « une stratégie d'adaptation est adéquate si elle permet au sujet de maîtriser ou de diminuer l'impact de l'agression sur son bien-être physique et psychologique » (Lazarus, Folkman, 1984).

Schmidt (1988) constate qu'une stratégie d'adaptation active comme la recherche d'informations chez des patients devant être opérés entraîne moins de complications post-opératoires.

Méthodes d'évaluation des stratégies d'adaptation

- Lazarus et Folkman ont fait en 1984 l'inventaire des stratégies d'adaptation.

L'échelle qu'ils ont utilisée est « The ways of 'stratégies d'adaptation' chek-list ». Elle est composée de 67 items répartis en 8 sous-échelles dont les 2 premières correspondent aux stratégies d'adaptation centrées sur le problème et les six autres aux stratégies d'adaptation centrées sur l'émotion.

❖ Vitaliano et al. en 1985 proposent dans le souci d'une simplification une version abrégée de cette échelle avec seulement 42 items et 5 facteurs dont un centré sur le problème et quatre sur l'émotion.

❖ En 1994, Paulhan et al. font une traduction et une validation françaises de l'échelle de Vitaliano.

C'est cette échelle que nous avons utilisée pour notre étude.
Les sous-échelles sont les suivantes :

- résolution du problème avec la recherche d'informations « j'ai établi un plan d'action et je m'y suis tenu ». Items 1, 4, 6, 13, 18, 24, 27 ;
- réévaluation positive « je suis ressorti de cette expérience plus fort ». Items 2, 5, 9, 12, 28 ;
- autoaccusation « j'ai compris que c'est moi qui ai créé le problème ». Items 14, 20, 26, 29 ;
- fuite évitement « j'ai essayé de me sentir mieux en mangeant, buvant, fumant ou prenant des comprimés ». Items 7, 8, 11, 17, 19, 22, 25 ;

- recherche d'un soutien social « j'ai discuté avec quelqu'un pour me faire une idée plus précise de la situation ». Items 2, 5, 9, 12, 28.

Questionnaire de coping "the ways of coping checklist". (Vitaliano et al, 1985).
Traduction et validation françaises,
Paulhan et al. (1994).

1- J'ai établi un plan d'action et je l'ai suivi
2- J'ai souhaité être plus fort plus optimiste
3- J'ai parlé à quelqu'un de ce que je ressentais
4- Je me suis battu pour ce que je voulais
5- J'ai changé positivement
6- J'ai pris les choses une par une
7- J'ai souhaité pouvoir changer ce qui est arrivé
8- Je me suis senti mal de ne pouvoir éviter le problème
9- Je me suis concentré sur un aspect positif qui pourrait apparaître après
10- J'ai discuté avec quelqu'un pour en savoir plus au sujet de la situation
11- J'ai espéré qu'un miracle se produise
12- Je suis sorti plus fort de la situation
13- J'ai changé les choses pour que tout puisse bien finir
14- Je me suis culpabilisé
15- J'ai contenu (gardé pour moi) mes émotions
16- J'ai négocié pour obtenir quelque chose de positif de la situation
17- J'ai rêvé ou imaginé un endroit ou un temps meilleur que celui où j'étais

18- J'ai essayé de ne pas agir de manière précipitée ou de suivre la première idée
19- J'ai refusé de croire que ça s'était réellement passé
20- J'ai pris conscience que j'avais moi-même créé le problème
21- J'ai essayé de ne pas m'isoler
22- J'ai pensé à des choses irréelles ou fantastiques pour me sentir mieux
23- J'ai accepté la sympathie et la compréhension de quelqu'un
24- J'ai trouvé une à deux solutions au problème
25- J'ai essayé de tout oublier
26- J'ai souhaité pouvoir changer d'attitude
27- Je savais ce qu'il fallait faire, aussi j'ai redoublé d'efforts et j'ai fait tout mon possible pour y arriver
28- J'ai modifié quelque chose en moi afin de mieux supporter la situation
29- Je me suis critiqué(e) ou sermonné(e)

BIBLIOGRAPHIE

Cohen F., Lazarus R. S.

« Coping with the stress of illness ».

In : GC Stone, Adler ed. *Health psychology : a handbook.* San Francisco : Jossey-Bass, 1979.

Dantzer R.

L'Illusion psychosomatique.

Paris : Odile Jacob, Point, oct. 1989.

Dantzer R.

« Le Stress: de la réponse d'adaptation à la pathologie ».

Act. Med. Int. Psychiatrie 1997; 14 (14) suppl. juin.

Folkman S., Lazarus R. S., Gruen R. J., Delongis A.

« Appraisal, coping, health status and psychological symptoms ».

Journal of personality and social psychology 1986; 3: 571-579.

Folkman S., Lazarus R. S.

« The relationship between coping and emotion ».

Social and scientific medicine 1988; 26: 309-317.

Laborit H. *La Vie interieure.* Paris, Masson, 1980.

Lazarus R., Folkman S.

Stress, appraisal and coping

New York : Springer, 1984.

Lazarus R. S., Launier R. *Stress related transactions between person and environnement.* In LA Pervin and M Lewis Ed, 1978. New York: Plenum.

Paulhan I. « Le Concept de coping »
L'Année psychologique 1992 ; 92 : 545-557.

Paulhan I., Bourgeois M. *Stress et coping : les stratégies d'ajustement à l'adversité.* Paris : PUF Nodules.

Paulhan I., Nuissier J., Quintard B., Cousson F., Bourgeois M.
« La Mesure du « coping ». Traduction et validation de la version française de l'échelle de Vitaliano ».
Annales médico-psychologiques 1994 ; 152, (5) : 252-299.

Scapacam S., Oskamp S. *The social psychology of health.*
Londres : Sage, 1988.

Schmidt L. R.
« Coping with surgical stress: somme results and some problems ». In: S. Maes and C.D. Spielberger ed, Topies. *Health psychology.* New York, John Willey, 1988, Chap. 14, P219-227.

Vitaliano P., Russo J., Carr J. F., Maiuro R. D., Becker J.
« The ways of coping check-list: revision and psychometrics properties ».
Multivariate behavioural research, 1985; 20: 3-26.

Wheaton B. « Stress, personal coping resources and psychiatric symptoms ».
Journal of health and social behaviour 1983; 24: 208-229.

7)

VERS UNE VISION POSITIVE DU VIEILLISSEMENT

Notre recherche apporte un éclairage positif sur les transactions lors d'un stress chez les personnes de plus de 60 ans.
Elle offre un apport à la compréhension des processus adaptatifs joués par l'âge, le lieu de contrôle, les stratégies d'adaptation et le sexe.
Nos résultats ont étés publiés dans la prestigieuse *Revue de psychiatrie et de psychologie françaises* (Macaluso, 2006).

L'âge

L'avancée en âge entraîne une redistribution des renforcements internes et externes.

Nos résultats montrent que les variations du lieu de contrôle après 60 ans vont en sens inverse que celles retrouvées chez les enfants ou adolescents chez lesquels il existe une plus grande croyance interne ou internalité et une moindre croyance externe ou externalité.

Pour ce qui nous concerne, on ne retrouve pas d'évolution graduelle vers l'internalité, mais plutôt une évolution vers l'externalité (Tableau 11).

Tableau 11. Age, lieu de contrôle, stratégies d'adaptation.

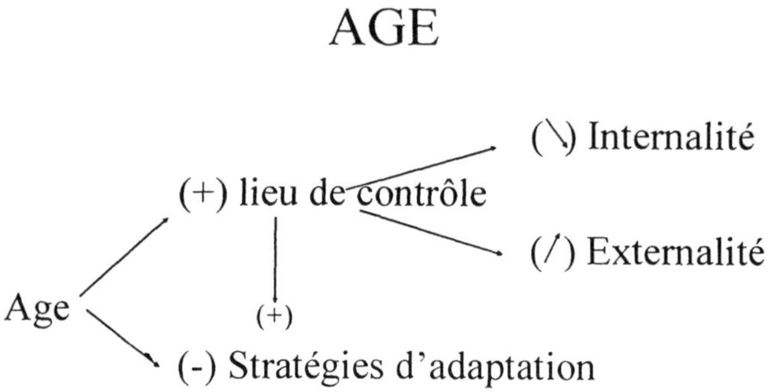

On constate que les dispositions se rapportant à l'internalité comme « l'effort » ou les « croyances en ses capacités » ne sont pas modifiées, alors que logiquement on aurait pu s'attendre à une diminution de celles-ci.

Il existe surtout une augmentation de l'externalité et des caractéristiques qui s'y rattachent.
Le senior attribuera davantage ce qui lui arrive comme dépendant plus du « hasard », de la « chance », ou du « destin » par exemple.

La vision positive est que les croyances « internes », telles les croyances en ses « capacités » et en « ses efforts », ne sont pas modifiées.
Ce qui signifie que le senior croit encore en ses capacités mobilisatrices internes pour influencer les événements auxquels il est confronté.

Cette inversion du lieu de contrôle ou des croyances, à la différence de ce qui se passe chez l'enfant, peut être attribuée en partie aux responsabilités que les seniors assument moins.

Si l'augmentation du contrôle externe se traduit chez l'adulte par un renforcement négatif de la perception de l'événement, on constate cependant que l'âgé mobilise son énergie face à un stress.

Cette réaction est dépendante de l'autonomie physique et cognitive.

L'âge n'a pas de corrélation avec les stratégies d'adaptation qu'elles soient centrées sur la résolution du problème, ou sur la régulation de détresse émotionnelle.

L'âge en lui-même n'est donc pas un critère direct de choix des stratégies d'adaptation (Tableau 12).

Tableau 12. Age, stratégies d'adaptation, lieu de contrôle.

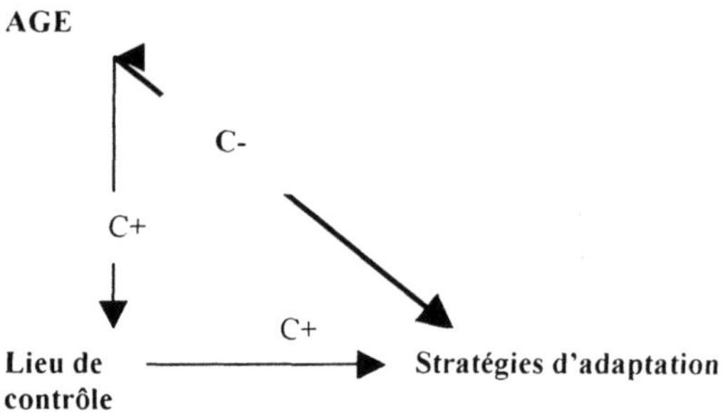

C+ : corrélation significative
C- : corrélation non significative

Les stratégies d'adaptation vont dépendre du lieu de contrôle, selon que l'individu a un renforcement interne ou externe.

On aurait pu s'attendre à ce que l'âge entraîne une diminution des stratégies centrées sur la résolution du problème et à une augmentation de la régulation émotionnelle.
Donc, malgré les idées reçues, l'âge en lui-même n'est pas un facteur de passivité, de complainte ou de fuite face à l'adversité.

La vision positive est que quel que soit l'âge, les seniors vont développer les mêmes stratégies d'adaptation que l'adulte.

L'âge n'a pas de lien avec l'appartenance à un club, ou à des associations.

Là aussi, on aurait pu s'attendre à une diminution de la fréquentations de ces lieux après 60 ans.
Elle va dépendre des habitudes et de la culture de l'individu.
Le senior va réagir comme l'adulte et l'avancée en âge ne va pas modifier cette appartenance.
La vision positive est que le critère âge n'est pas un critère d'exclusion.
D'ailleurs les agences de voyages nous en donnent un très bon exemple par l'augmentation des séjours et circuits qu'elles proposent aux retraités.

Notre étude montre un lien entre l'âge et le type d'habitation.
Contrairement à avec l'appartenance à un club, ce lien concorde avec l'augmentation de l'externalité.
Le senior a l'impression de moins maîtriser ce qui lui arrive et a besoin de réassurance La vie en collectivité hors obligation par atteintes physiques et intellectuelles apporte cet apaisement.

L'âge a un lien avec la situation familiale.
L'avancée en âge entraîne comme on pouvait s'y attendre une augmentation du veuvage.
Par contre, plus surprenants sont les résultats concernant le célibat et le nombre de divorces après 60 ans.
La moyenne de ces résultats est identique.

Cette forte estimation de divorces signe le souhait de refaire sa vie autrement avec toutes les espérances et craintes que cela suscite.
C'est une projection dans l'avenir qui nécessite une prise de décision et une espérance en de nouveaux projets.

Les croyances ou lieu de contrôle

Notre recherche met en évidence une corrélation entre les croyances qu'a un individu sur ce qui lui arrive, c'est-à-dire le lieu de contrôle, et les stratégies d'adaptation que le senior va mettre en place.

L'augmentation de l'externalité constatée chez l'âgé entraîne une augmentation de la stratégie centrée sur la « gestion de l'émotion » (Tableau 13).

Cette stratégie augmente avec l'âge, mais uniquement sur sa composante « évitement » (j'ai essayé de me sentir mieux en mangeant, buvant, ou prenant des médicaments).
Ce qui explique l'addiction à l'alcool après 60 ans ou alcoolisme tardif et la prise de psychotropes comme les anxiolytiques et antidépresseurs.

La vision positive est que les autres composantes de la stratégie centrée sur l'« émotion », à savoir « l'autoaccusation » (j'ai compris que c'est moi qui ai causé le problème), « la réévaluation positive » (je suis ressorti plus fort de cette expérience), « la recherche de soutien social » (j'ai discuté avec quelqu'un pour me faire une idée plus précise de la situation), ne sont pas atteintes.

Tableau 13. Lieu de contrôle et stratégies d'adaptation

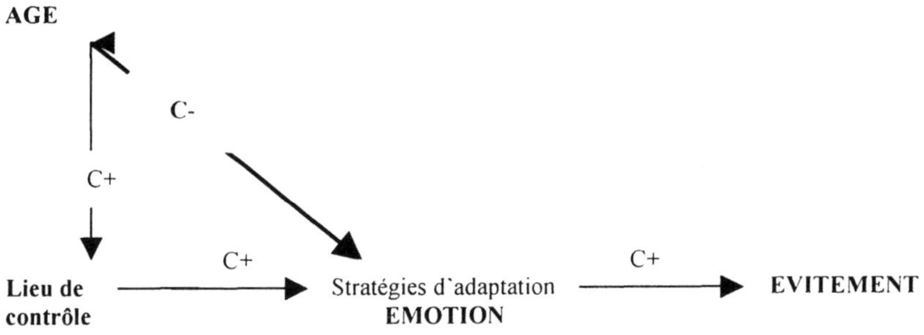

C+ : corrélation significative
C- : corrélation non significative

Une autre vision positive est l'absence de lien entre les croyances internes et externes de l'individu et les stratégies d'adaptation centrées sur la résolution du problème.

On constate que ni l'âge en lui-même, ni cette disposition à penser que l'on ne maîtrise pas tout ce qui arrive ne retentissent sur la résolution du problème.

Le senior développe les mêmes stratégies d'adaptation centrées sur la résolution du problème que l'adulte.
Il va être acteur et non spectateur d'une solution.

Avec l'augmentation de l'externalité, on pouvait s'attendre à une diminution de la gestion du problème engendrant le stress.
Or notre étude montre que cette caractéristique n'est pas en relation avec le lieu de contrôle (Tableau 14).

Tableau 14. Lieu de contrôle et stratégies d'adaptation.

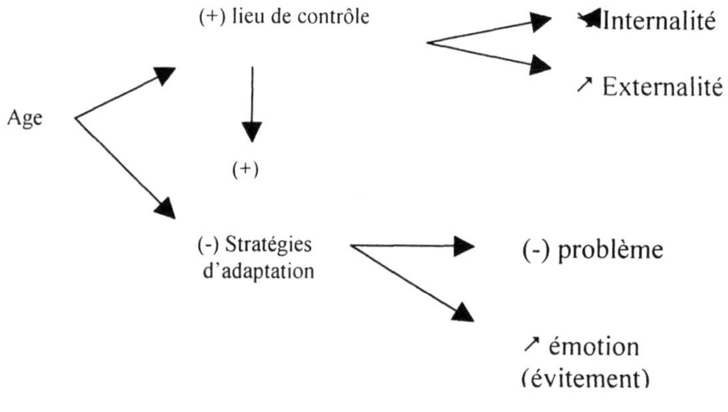

L'augmentation de l'externalité entraîne chez le senior une baisse de la fréquentation des clubs et autres associations.
Cette croyance étant également chez l'adulte en relation avec un manque de confiance en soi.

On ne constate cependant pas de corrélation avec le type d'habitation, que ce soit le domicile ou la collectivité.
Cette éventualité est surtout due aux troubles cognitifs évolués ou à l'accumulation de handicaps rendant impossible le maintien à domicile plus qu'à une disposition psychologique des renforcements internes ou externes.

Le lieu de contrôle n'a pas de corrélation avec la situation familiale (veuf, divorcé ou célibataire).

Les stratégies d'adaptation

Les stratégies d'adaptation, qu'elles soient centrées sur la résolution du problème ou sur la gestion de l'émotion, n'ont pas de lien direct avec l'âge en lui-même.
Contrairement à une idée reçue, le senior va développer les mêmes mécanismes de défense vis-à-vis d'un stress si l'on ne tient compte que de l'âge.

Les stratégies d'adaptation chez le senior vont dépendre du lieu de contrôle.
Il aura un impact sur la stratégie centrée sur la gestion de l'émotion mais uniquement dans sa composante « évitement » qui sera augmentée.

Avec la baisse de l'internalité et l'augmentation de l'externalité, on aurait pu s'attendre également à une atteinte des autres composantes du lieu de contrôle.

L'augmentation de la composante « l'évitement » (j'ai essayé de me sentir mieux en mangeant, buvant et prenant des médicaments) est en lien avec une attitude que l'on retrouve dans l'externalité.
Dans cette caractéristique, l'individu essaye d'oublier la situation stressante.
Il rêve et imagine un endroit et un temps meilleurs.
Il refuse la réalité en se réfugiant dans le déni.
Il espère un miracle.
Cette stratégie explique les conduites addictives.

La vision positive est que les autres composantes ne sont pas atteintes alors que logiquement, en référence avec ce qui se passe chez l'adulte, la baisse de l'internalité et l'augmentation de l'externalité auraient dû entraîner leur modification.

La « **recherche de soutien social** » (j'ai discuté avec quelqu'un pour me faire une idée plus précise de la situation) est inchangée.
Avec la baisse de l'internalité on aurait pu s'attendre à une baisse de cette stratégie si l'on considère que le fait d'aller vers autrui demande un effort, donc une disposition de l'internalité.

Le réseau social des âgés est diminué par l'éloignement, clairsemé par les séparations et les décès.
Notre étude montre que, lorsque le réseau social existe, le senior manifeste la capacité d'aller vers autrui.
Il fait l'effort de discuter, de recueillir des informations sur ce qui lui arrive.
Il amorce la résolution du problème.

La « **réévaluation positive** » est inchangée (je suis sorti de cette expérience plus fort).
L'idée de vouloir se sortir d'une passe difficile, de se concentrer sur les aspects positifs d'une situation témoigne d'un optimisme davantage en relation avec l'internalité que l'externalité.
Là également avec l'augmentation de l'externalité, on aurait pu s'attendre, comme chez l'adulte, à une baisse de cette caractéristique.
Le fait d'évoquer de modifier quelque chose en soi pour changer une situation ou un environnement fait partie du caractère « battant » retrouvé dans l'internalité.
Le senior va, à la différence de l'adulte, garder cette disposition pour réagir au stress malgré l'augmentation de l'externalité.

L'« **autoaccusation** » est inchangée.
Dans cette caractéristique, l'individu se culpabilise et crée un frein au changement.

On aurait pu s'attendre à une augmentation de cette caractéristique en lien avec l'augmentation de l'externalité.
Or le senior, plutôt que de vivre une culpabilité paralysante, prend conscience de créer la situation et de vouloir la résoudre.

Nous avons vu que l'âge en lui-même n'a pas d'action sur les stratégies d'adaptation centrées sur la résolution du problème.
De la même manière, le lieu de contrôle n'a pas d'action sur cette stratégie.
Dans la littérature, l'internalité est liée à la résolution du problème.
Avec la baisse de l'internalité chez l'âgé, on aurait donc dû s'attendre à une diminution de cette gestion. Or on ne retrouve pas de diminution de cette stratégie malgré la baisse du score interne.
C'est une autre vision positive du vieillissement.

Le sexe

Reprenant les données de la littérature, le lieu de contrôle est différent chez l'enfant et l'adulte en fonction du sexe.

Notre recherche ne retrouve pas de différences significatives entre les seniors hommes et seniors femmes, dans l'internalité ou l'externalité des renforcements.

Chez l'enfant, Oleron et Soubitez (1982) retrouvent une supériorité des réponses dites « internes » chez les filles.
Chez l'adulte, Nicole Dubois (1987) retrouve une plus grande « externalité » chez les sujets de sexe féminin.

La vision positive de notre étude est que chez les seniors on ne retrouve pas de différence dans les croyances « internes » ou « externes » de ce qui arrive.

On peut citer comme explications :

- les responsabilités entre les sexes ont tendance à s'équilibrer, à s'égaliser dans la vie familiale ;
- une possible disparition des stéréotypes masculins et féminins (compétition, soumission) auxquels est attribué traditionnellement un type particulier de renforcement « interne » ou « externe » ;
- des rôles sociaux sensiblement identiques ;
- le milieu professionnel (respectabilité, prestige, relations) ne constitue plus un rôle prédominant.

La représentation sociale devient identique pour les hommes et les femmes. Les croyances en leur capacité d'action se rejoignent.

Les stratégies d'adaptation centrées sur la résolution du problème ne sont pas influencées chez les seniors par le sexe.

On aurait pu s'attendre à une différence du fait de l'implication plus professionnelle pour les hommes et d'une vie plus privée pour les femmes de cette génération.
Les stratégies « réévaluation » et « évitement » sont plus augmentées chez les femmes.

Les stratégies d'adaptation centrées sur la « gestion de l'émotion » mettent en évidence une différence significative entre hommes et femmes.

La vision positive est que les stratégies « autoaccusation » et « recherche de soutien social » ne montrent pas de différence (Tableau 15).

Tableau 15. Evolution du lieu de contrôle et des stratégies d'adaptation en fonction du sexe.

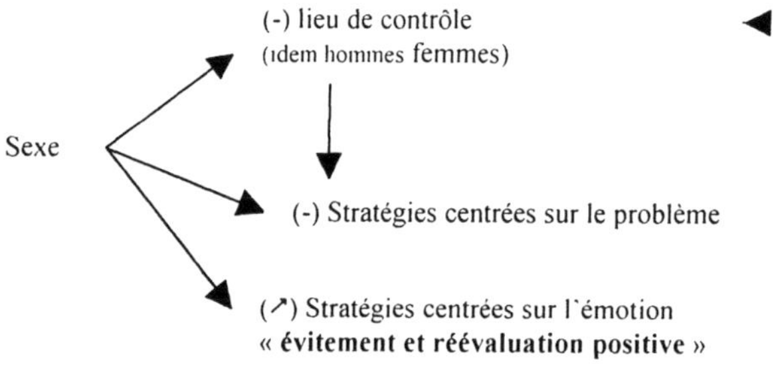

Ce qui est encourageant pour la recherche d'une solution au problème.
Enfin, notre étude ne relève pas de lien avec l'appartenance à des clubs, ou le type d'habitation en fonction du sexe.

Les théories de l'adaptation au stress

L'adaptation au stress durant le vieillissement renvoie à plusieurs théories et l'âge en lui-même n'est qu'une vision restrictive.

- **Sur le plan biologique**

Les causes du déclin des capacités d'adaptation au stress au cours du vieillissement sont résumées par Paola S. Timiras par le rôle clé de l'axe hypothalamo-hypophyso-surrénalien dans l'homéostasie et l'adaptation.

Le maintien de l'homéostasie nécessite la mise en jeu de réponses complexes auxquelles prennent part tous les organes.
Si l'activité hypothalamo-hypophyso-surrénalien à l'état normal change très peu au cours de la vieillesse, par contre le stress fait apparaître de nombreux signes de défaillance à l'adaptation de certains organes.
Par exemple l'exposition au stress comme la chaleur comporte plus de risques chez l'âgé.

Le vieillissement perturbe la capacité de rétablir l'homéostasie originale

Cependant on s'est aperçu que les réponses au stress ne sont pas toutes directement associées à une augmentation du niveau circulant de corticoïdes puisque certaines réponses persistent même après l'ablation de la surrénale.

Le biologique n'explique donc pas l'ensemble des réactions au stress, ce qui est rassurant.

❖ Sur le plan psychologique

Dolorès Pléau a recensé les principales théories de l'adaptation et nous offre un apport à la compréhension des processus adaptatifs au cours du vieillissement.

- Pour Schaie et Willis, la rigidité d'adaptation s'explique non pas par le vieillissement, mais par les divergences dans le bagage culturel.

Selon ces auteurs, l'individu conserve sensiblement la même capacité adaptative tout au long de la vie.

Selon la théorie de la « continuité » c'est la structure de la personnalité de base qui permet ou non d'assumer les changements.

La personne utilise ses expériences passées comme source de connaissances.

Selon cette théorie, l'individu vieillit d'autant mieux qu'il cherche à assurer une continuité.

La théorie du « changement » apparaît comme un processus antagoniste.

- Neugarten (1997) décrit la théorie du « désengagement ».

La personne âgée interrompt peu à peu ses activités et engagements de façon volontaire pour se retirer de la société qui encourage ce comportement.
Il maintient son équilibre en diminuant le nombre d'interactions interpersonnelles.

La théorie de « l'activité » propose que la personne vieillit harmonieusement si elle demeure active en substituant les activités perdues par d'autres plus adaptées à ses capacités.

- Freund et Baltes (2003) évoquent la théorie de la « sélectivité socio-émotionnelle » qui propose un modèle de développement adaptatif de sélection, optimisation et compensation.

L'individu sélectionne des buts qui donnent sens à sa vie et correspondent à ses valeurs, en tenant compte de ses capacités physiques et intellectuelles et des possibilités de l'environnement.

Puis il optimise les moyens à adopter pour atteindre ses buts.
Lorsqu'il fait face à des obstacles, l'individu compense par des moyens qui lui permettent de maximiser son fonctionnement (par exemple se déplacer en fauteuil roulant, ou porter une prothèse auditive).

- Peck (1995) identifie trois tâches que la personne est appelée à accomplir durant le vieillissement.

- La première qu'il intitule « la différenciation du moi », est la redéfinition de l'individu en dehors du rôle de travailleur.

Elle rejoint la « théorie des rôles » qui stipule que l'aîné doit s'adapter à de nouveaux rôles sociaux.
C'est en découvrant des intérêts qui lui fournissent une identité, une valeur humaine et une structure, tout en donnant un sens à sa vie, qu'il effectue cette redéfinition.

- La deuxième décrite par Peck est le « dépassement du corps » qui allègue la recherche de nouvelles satisfactions.

Elle conduit à investir davantage dans les compétences sociales et intellectuelles, passe par l'acceptation du déclin physique et le dépassement des préoccupations relatives au corps et au bien-être physique.

- La troisième tâche de la vieillesse décrite par Peck, la plus difficile et la plus importante selon lui, est appelée le « dépassement du Moi ».

L'aîné doit parvenir à désinvestir sa propre personne et sa vie dans le but de se préparer à la mort.

C'est en concevant ses réalisations familiales, professionnelles, personnelles et relationnelles comme durables qu'il se dépasse lui-même.
Erickson qui conçoit chaque étape importante de la vie comme une crise à résoudre nomme cette dernière étape « intégrité et désespoir ».
L'acceptation de la mort est facilitée pour certains par les inconvénients de la vieillesse qui diminuent la satisfaction de vivre.

BIBLIOGRAPHIE

Dubois N.

La Psychologie du contrôle : les croyances internes et externes.

Presses universitaires de Grenoble, 1987.

Erickson E. H.

The life cycle completed.

New York : Norton, In Olds et Papalia, 2000;

Freund A., Baltes P. B.

« Pour un développement et un vieillissement réussis : sélection, optimisation et compensation ».

Revue québécoise de psychologie 2003 ; 24 (3) : 2750.

Macaluso G.

« Le Stress après 60 ans. Evolution du lieu de contrôle et des stratégies d'adaptation ».

Revue française de psychiatrie et de psychologie médicale, avril 2006 ; Tome X-N° 95.

Neugarten B.

« Personality change in late life: a developmental perspective ».

In : Eidofer et Lawton ed. *Psychology of adult development and aging.* Washington : American psychological association, 1997.

Oleron P., Soubitez M. C.

« Influence des variables âge, sexe, sur l'évaluation du « locus of control » pour des enfants d'âge scolaire ».

Rev. Psychol. Appl. 1982; 32:91-104.

Paola S. Timiras

Vieillissement et gériatrie ; les bases physiologiques. Presses de l'université de Laval. Paris : Maloine.

Peck B. C. (1955)

« Psychological developments in the second half life ».
In : Anderson ed. *Psychological aspects of aging.* Washington : American psychological association. In : Olds et Papalia, 2003.

Pléau Dolores

Psychologie, Quebec, Mai 2004.

Schaie K. W., Willis S. L.

« Adult personality and psychomotor performance: cross-sectional and longitudinal analyses ».
Journal of gerontology ; 46, (6) : 275-284. In Olds et Papalia, 2000.

8)

GESTION ET THERAPEUTIQUES DU STRESS

Généralités

Le stress est une réalité inévitable.
Sauf à être un objet inanimé, nous l'avons tous rencontré à un moment quelconque d'un changement.

La gestion du stress ne se résume pas à un ensemble de recettes mais correspond à une véritable prise de conscience par la manière de gérer les événements de vie stressants.

De nombreuses méthodes de lutte contre le stress sont développées.
Elles ont pour objectifs de diminuer les tensions psychiques et répercussions somatiques.
La prise en charge du stress comporte une étape psychothérapique avec parfois un traitement médical.

La gestion du stress aboutit à des modifications du mode de vie.

Les seniors peuvent bénéficier des mêmes thérapies que l'adulte.

Les thérapies comportementales

❖ La relaxation

La relaxation induit une réponse physiologique antagoniste à la réaction de stress.

Elle entraîne d'une façon générale une réduction :

- de la consommation d'oxygène ;
- du rythme cardiaque et respiratoire ;
- du risque d'hypertension artérielle ;
- de la tension musculaire et sphinctérienne ;
- de la tension musculaire et des douleurs dorsales.

Les méthodes de relaxation de Jacobson et de Schultz sont les plus connues en France.

➢ *Le training autogène*

Il a été développé par Schultz en 1956, à partir de l'observation de patients passant de l'état vigile à l'état hypnotique lors de séances d'hypnose.

Le patient, allongé ou installé dans un fauteuil, est invité à se concentrer sur des parties successives de son corps pour obtenir une « autodécontraction concentrative ».
La capacité à se relaxer s'acquiert en quelques mois lors de séances bihebdomadaires et d'une pratique quotidienne menée par le sujet lui-même.
Cette méthode réduit la résonnance affective excessive perçue habituellement par le sujet dans des situations de stress.

C'est la méthode de relaxation la plus utilisée en France.
Elle entraîne :

- relâchement et détente musculaire ;
- vasodilatation des membres ;
- ralentissement respiratoire ;
- ralentissement cardiaque ;
- détente abdominale.

➢ ***Relaxation musculaire progressive de Jacobson*** *(1938).*

Méthode surtout utilisée pour les sujets ayant des difficultés à atteindre une relaxation « passive ».
Les exercices consistent à faire alterner la contraction et la détente des groupes musculaires : le sujet contracte fortement un groupe de muscles et se concentre sur ses sensations physiques de tension, puis il relâche et détend progressivement ses muscles

et se concentre de la même façon sur ses sensations de détente musculaire.
Tous les groupes musculaires sont abordés.

➢ ***Relaxation d'inspiration analytique***

- méthode d'Ajuriaguerra

Elle repose sur la dimension psychodynamique qui implique que le tonus du corps joue un rôle primordial dans la relation du nourrisson à sa mère.

La réaction du corps à la présence de l'autre est reprise dans une perspective psychothérapique.
Il ne s'agit pas d'une simple détente mais d'être à l'écoute sur un mode psychanalytique des modifications toniques liées à des situations étudiées.

- relaxation à inductions verbales de Sapir

Il s'agit de procéder en gardant la référence psychanalytique à des inductions verbales diversifiées touchant tout ou partie du corps, mais aussi l'environnement en utilisant un langage anatomique ou métaphorique.

➢ ***Le biofeedback***

Fuller (1997) définit le « biofeedback » ou « rétroaction biologique » comme « l'utilisation d'une instrumentation pour

informer le sujet sur ses processus physiologiques dont il n'est habituellement pas conscient et sur lesquels il va pouvoir ainsi exercer un contrôle volontaire ».
Le biofeedback est utilisé pour la relaxation des muscles, notamment de la nuque, en utilisant un instrument d'enregistrement qui recueille les informations concernant la tension musculaire enregistrée par électromyogramme.

Le principe en est simple : un signal produit par un appareil électromécanique informe le sujet sur l'état de son corps et, dans un mécanisme de conditionnement opérant, conduit à la détente musculaire.

La méthode considère que, lorsque le sujet est lui-même informé sur les constantes biologiques, il est le plus apte à les gérer face à une situation de stress.

❖ **Autres types de relaxation**

- hypnose ;
- yoga.

Les thérapies cognitives

La psychothérapie cognitive a pour but de détecter les « pensées irrationnelles » qui exagèrent l'événement indésirable.

Les thérapies de Ellis (1962) et de Beck (1976) sont les plus connues.

❖ Albert Ellis

Il part de la dichotomie entre la raison et les émotions.
Selon lui, le problème central est l'idée grandiose que les sujets se croient obligés d'avoir d'eux-mêmes.
Le but thérapeutique est l'acceptation inconditionnelle de soi-même.

❖ Beck

La théorie cognitive s'est véritablement développée à partir des travaux réalisés par Beck.
Les thérapies cognitives développées par Beck tiennent compte du « traitement de l'information » par le sujet.
La réponse au stress dépend certes de l'agent stresseur mais aussi et surtout de l'évaluation éminemment subjective de cette situation par le sujet.

Le modèle cognitif proposé par Beck en 1976 postule l'existence de trois types de variables cognitives :

- les pensées automatiques ;
- les processus de distorsion ;

- les schémas cognitifs.

- *les pensées automatiques* sont les évaluations stressantes s'imposant à la conscience du sujet dès l'exposition au stresseur et correspondent à l'évaluation de la gravité du stresseur (c'est une catastrophe, c'est trop difficile pour moi).

Certaines pensées émergent dans des situations de stress.
Elles constituent des *pensées automatiques* qui deviennent des pensées erronées lorsqu'existent des distorsions des processus cognitifs dont elles dépendent.

- *Les processus cognitifs de distorsion* sont des mécanismes perceptifs ou interprétatifs des informations extérieures qui conduisent à une vision erronée ou excessivement stressante de l'information.

Ils entraînent des pensées automatiques qui deviennent des pensées erronées.

- *Les schémas cognitifs* représentent un système de croyance personnelle profondément ancré, conditionnant pour chacun la manière de voir le monde.

Ils sont élaborés au cours de l'évolution du sujet et des expériences passées.

Ces schémas représentent des systèmes de pensée, des croyances générales qui ne sont pas immédiatement perceptibles par le sujet et ne lui paraissent pas intervenir dans ses représentations et comportements actuels.

Les séances de thérapie se déroulent en trois phases :

- faire prendre conscience au sujet des différents aspects de sa manière de penser face au stress ;
- proposer des attitudes et processus nouveaux pour l'affronter ;
- mettre ces processus en œuvre dans différentes situations réputées stressantes.

❖ **J. Cottraux** (1999) propose par exemple, après une explication didactique de ce qu'est le stress, un programme de gestion du stress comprenant les cinq composantes suivantes :

- *relaxation ;*
- *stratégies cognitives ;*
- *compétences de communication ;*
- *résolution de problèmes ;*
- *et développement des capacités d'ajustement aux situations stressantes.*

Les seniors peuvent bénéficier de ces thérapies soit en groupe, soit en thérapie individuelle.

Les comportements modérateurs de stress

- L'exercice physique

Ses bénéfices peuvent être à la fois préventifs et curatifs.
Son impact concerne à la fois le stress physiologique et la tension émotionnelle.

- Alimentation adaptée
- Contrôle des prises d'alcool, de tabac, de psychotropes
- Soutien social

Les traitements médicamenteux

Les traitements médicamenteux peuvent être utilisés quand les capacités d'adaptation sont débordées.

Les seniors ont souvent une demande médicamenteuse importante et cherchent souvent des solutions à leurs difficultés avec les médicaments plutôt qu'avec une aide psychologique.
Néanmoins, la thérapeutique du stress doit être abordée sous son triple aspect ; psychothérapique, psychosocial et si besoin médicamenteux.

- Anxiolytiques et antidépresseurs

Proposés uniquement si les capacités adaptatives de l'individu sont dépassées et prescrits pour des périodes limitées.
Utilisés dans la pathologie psychique des troubles anxieux et dépressifs.
Également indiqués pour combattre les conséquences du stress post-traumatique, les troubles du sommeil et les troubles anxieux diurnes.

- Bêtabloquants

Ce sont les médicaments de choix du trac.
Ils diminuent les conséquences végétatives périphériques du stress comme les tremblements, la tachycardie, la bouche sèche, les sueurs et les nausées.

- Traitements spécifiques de certaines pathologies comme par exemple les antiulcéreux et les antihypertenseurs.

L'automédication est à bannir car elle entraîne davantage de complications à cet âge.
La prescription médicale est obligatoire.

BIBLIOGRAPHIE

André C., Legeron P., Leleord F.

La Gestion du stress. Collection Essentialis, 1998.

Beck A.T.

Cognitive therapy and the emotional disorders.

New York: Times Mirror, 1976.

Cottraux J.

Les Thérapies comportementales et cognitives. Paris : Masson, 1999.

Ellis A.

Reason and emotion in psychotherapy. New York : Lyle Stuart, 1962.

Fuller G. D.

Bio feed-back : methods and procedures in clinical practice biofeedback.

Press of biofeed-back institute of San Francisco, 1977.

Jacobson E.

Progressive relaxation. University of Chicago press. Chicago, 1938.

Paulhan I., Bourgeois M.

Stress et coping. Paris : PUF, 1995.

Sapir M.

La Relaxation à inductions variables. Grenoble : La pensée sauvage, 1983.

Schultz J. H.

Le Training autogène. Paris : PUF, 1958.

Stora J. B.

Le Stress, Que sais-je ? Paris : PUF, 1997.

CONCLUSION

Actuellement, le vieillissement est plutôt perçu comme une évolution vers le déclin, une dévalorisation et on s'attend inexorablement et forcément à une vulnérabilité plus accrue notamment aux agents stresseurs et, sous-entendu, une moindre capacité des seniors à s'adapter.

Notre recherche offre un éclairage positif sur la compréhension des mécanismes adaptatifs au stress liés à l'âge.

Nous avons démontré que l'âge en lui-même n'est pas réducteur des capacités adaptatives.

Cependant on ne peut « vieillir sans vieillir » et ce stade de la vie peut entraîner de multiples pertes tant sur le plan physique qu'intellectuel, rigidifiant ainsi les processus adaptatifs au stress. Ces remaniements sont générateurs de stress.

L'adaptation va dépendre de la personnalité de base du senior, de son bagage culturel, de ses expériences passées et de son environnement affectif et social.

Si les problèmes de santé concourent à expliquer certaines difficultés à s'adapter au vieillissement, il n'en reste pas moins que l'on connaît encore mal les facteurs prédictifs d'un « vieillissement réussi » et que l'unique notion d'âge est réductrice et fausse.

Les ressources individuelles et celles de l'environnement de l'individu doivent être explorées car elles ont un impact sur les événements stressants et sur la qualité de vie.

La question du « bien vieillir » était déjà évoquée dans l'Antiquité par Cicéron dans *De Senectude* et la réponse n'est toujours pas trouvée.

De nombreux stress se dressent sur la route du vieillissement.
Mais un bon degré d'autonomie, un réseau social disponible favorisent l'émergence d'affects positifs, « de bien-être » et d'un « vieillissement réussi ».
Le vieillissement réussi est confronté au dilemme « d'avancer en âge tout en restant jeune ».
Beaucoup d'entre nous sommes hantés par le mythe de l'éternelle jeunesse et l'espoir de découvrir « l'élixir de jouvence ».
La réalité est qu'« on ne peut vieillir et rester jeune ».
L'important étant de développer son potentiel en accord avec l'image que nous avons de nous-mêmes.

Cette « actualisation » permet plus facilement de s'adapter aux différentes épreuves de la vieillesse, exception faite des limitations fonctionnelles et intellectuelles importantes.

Plus que l'âge, c'est la capacité de se donner et de poursuivre des objectifs importants qui est garante d'un bien être psychologique et d'une bonne santé mentale.

Plus que l'âge, ce sont les ressources individuelles et environnementales qui influencent la réaction au stress.
Le rôle de chacun est de les soutenir ou de les réactiver pour restaurer une image positive des aînés.

Face au stress les seniors développent des stratégies appropriées à l'évolution de leur qualité de vie, estompant ainsi des tabous concernant leur inévitable vulnérabilité, et rendent davantage compte de la complexité de l'être humain.

L'HARMATTAN, ITALIA
Via Degli Artisti 15 ; 10124 Torino

L'HARMATTAN HONGRIE
Könyvesbolt ; Kossuth L. u. 14-16
1053 Budapest

L'HARMATTAN BURKINA FASO
Rue 15.167 Route du Pô Patte d'oie
12 BP 226
Ouagadougou 12
(00226) 50 37 54 36

ESPACE L'HARMATTAN KINSHASA
Faculté des Sciences Sociales,
Politiques et Administratives
BP243, KIN XI ; Université de Kinshasa

L'HARMATTAN GUINÉE
Almamya Rue KA 028
En face du restaurant le cèdre
OKB agency BP 3470 Conakry
(00224) 60 20 85 08
harmattanguinee@yahoo.fr

L'HARMATTAN CÔTE D'IVOIRE
M. Etien N'dah Ahmon
Résidence Karl / cité des arts
Abidjan-Cocody 03 BP 1588 Abidjan 03
(00225) 05 77 87 31

L'HARMATTAN MAURITANIE
Espace El Kettab du livre francophone
N° 472 avenue Palais des Congrès
BP 316 Nouakchott
(00222) 63 25 980

L'HARMATTAN CAMEROUN
BP 11486
(00237) 458 67 00
(00237) 976 61 66
harmattancam@yahoo.fr

654425 - Mai 2016
Achevé d'imprimer par

1livre.com
du rêve à la réalité !

Manufactured by Amazon.ca
Bolton, ON

20821013R00098